U0308177

中国古医籍整理丛书

运 气 易 览

明·汪机　编辑

周国琪　李海峰　校注

中国中医药出版社

·北 京·

图书在版编目（CIP）数据

运气易览/（明）汪机编辑；周国琪，李海峰校注．—北京：
中国中医药出版社，2016.11（2023.11 重印）
（中国古医籍整理丛书）
ISBN 978 – 7 – 5132 – 2188 – 7

Ⅰ.①运…　Ⅱ.①汪…②周…③李…　Ⅲ.①运气（中医）—研究
Ⅳ.①R226

中国版本图书馆 CIP 数据核字（2014）第 279707 号

中国中医药出版社出版

北京经济技术开发区科创十三街 31 号院二区 8 号楼
邮政编码　100176
传真　010 – 64405721
廊坊市祥丰印刷有限公司印刷
各地新华书店经销

开本 710 × 1000　1/16　印张 11.25　字数 76 千字
2016 年 11 月第 1 版　2023 年 11 月第 4 次印刷
书号　ISBN 978 – 7 – 5132 – 2188 – 7

定价　35.00 元
网址　www.cptcm.com

服 务 热 线　010 – 64405510
购 书 热 线　010 – 89535836
维 权 打 假　010 – 64405753

微信服务号　zgzyycbs
微商城网址　https://kdt.im/LIdUGr
官 方 微 博　http://e.weibo.com/cptcm
天猫旗舰店网址　https://zgzyycbs.tmall.com

如有印装质量问题请与本社出版部联系（010 – 64405510）

国家中医药管理局
中医药古籍保护与利用能力建设项目
组织工作委员会

主 任 委 员 王国强

副 主 任 委 员 王志勇　李大宁

执 行 主 任 委 员 曹洪欣　苏钢强　王国辰　欧阳兵

执行副主任委员 李　昱　武　东　李秀明　张成博

委　　　　员

各省市项目组分管领导和主要专家

（山东省）武继彪　欧阳兵　张成博　贾青顺
（江苏省）吴勉华　周仲瑛　段金廒　胡　烈
（上海市）张怀琼　季　光　严世芸　段逸山
（福建省）阮诗玮　陈立典　李灿东　纪立金
（浙江省）徐伟伟　范永升　柴可群　盛增秀
（陕西省）黄立勋　呼　燕　魏少阳　苏荣彪
（河南省）夏祖昌　刘文第　韩新峰　许敬生
（辽宁省）杨关林　康廷国　石　岩　李德新
（四川省）杨殿兴　梁繁荣　余曙光　张　毅

各项目组负责人

王振国（山东省）　　王旭东（江苏省）　　张如青（上海市）
李灿东（福建省）　　陈勇毅（浙江省）　　焦振廉（陕西省）
蔡永敏（河南省）　　鞠宝兆（辽宁省）　　和中浚（四川省）

前 言

中医药古籍是传承中华优秀文化的重要载体，也是中医学传承数千年的知识宝库，凝聚着中华民族特有的精神价值、思维方法、生命理论和医疗经验，不仅对于传承中医学术具有重要的历史价值，更是现代中医药科技创新和学术进步的源头和根基。保护和利用好中医药古籍，是弘扬中国优秀传统文化、传承中医学术的必由之路，事关中医药事业发展全局。

1949 年以来，在政府的大力支持和推动下，开展了系统的中医药古籍整理研究。1958 年，国务院科学规划委员会古籍整理出版规划小组在北京成立，负责指导全国的古籍整理出版工作。1982 年，国务院古籍整理出版规划小组召开全国古籍整理出版规划会议，制定了《古籍整理出版规划 （1982—1990）》，卫生部先后下达了两批 200 余种中医古籍整理任务，掀起了中医古籍整理研究的新高潮，对中医文化与学术的弘扬、传承和发展，发挥了极其重要的作用，产生了不可估量的深远影响。

2007 年《国务院办公厅关于进一步加强古籍保护工作的意见》明确提出进一步加强古籍整理、出版和研究利用，以及

"保护为主、抢救第一、合理利用、加强管理"的方针。2009年《国务院关于扶持和促进中医药事业发展的若干意见》指出，要"开展中医药古籍普查登记，建立综合信息数据库和珍贵古籍名录，加强整理、出版、研究和利用"。《中医药创新发展规划纲要（2006—2020）》强调继承与创新并重，推动中医药传承与创新发展。

2003~2010年，国家财政多次立项支持中国中医科学院开展针对性中医药古籍抢救保护工作，在中国中医科学院图书馆设立全国唯一的行业古籍保护中心，影印抢救濒危珍本、孤本中医古籍1640余种；整理发布《中国中医古籍总目》；遴选351种孤本收入《中医古籍孤本大全》影印出版；开展了海外中医古籍目录调研和孤本回归工作，收集了11个国家和2个地区137个图书馆的240余种书目，基本摸清流失海外的中医古籍现状，确定国内失传的中医药古籍共有220种，复制出版海外所藏中医药古籍133种。2010年，国家财政部、国家中医药管理局设立"中医药古籍保护与利用能力建设项目"，资助整理400余种中医药古籍，并着眼于加强中医药古籍保护和研究机构建设，培养中医古籍整理研究的后备人才，全面提高中医药古籍保护与利用能力。

在此，国家中医药管理局成立了中医药古籍保护和利用专家组和项目办公室，专家组负责项目指导、咨询、质量把关，项目办公室负责实施过程的统筹协调。专家组成员对古籍整理研究具有丰富的经验，有的专家从事古籍整理研究长达70余年，深知中医药古籍整理研究的重要性、艰巨性与复杂性，履行职责认真务实。专家组从书目确定、版本选择、点校、注释等各方面，为项目实施提供了强有力的专业指导。老一辈专家的学术水平和智慧，是项目成功的重要保证。项目承担单位山东中医药大学、南京中医药大学、上海中医药大学、福建中医药大学、浙江省中医药研究院、陕西省中医药研究院、河南省中医药研究院、辽宁中医药大学、成都中医药大学及所在省市中医药管理部门精心组织，充分发挥区域间互补协作的优势，并得到承担项目出版工作的中国中医药出版社大力配合，全面推进中医药古籍保护与利用网络体系的构建和人才队伍建设，使一批有志于中医学术传承与古籍整理工作的人才凝聚在一起，研究队伍日益壮大，研究水平不断提高。

本着"抢救、保护、发掘、利用"的理念，该项目重点选择近60年未曾出版的重要古医籍，综合考虑所选古籍的保护价值、学术价值和实用价值。400余种中医药古籍涵盖了医经、基础理论、诊法、伤寒金匮、温病、本草、方书、内科、外科、女科、儿科、伤科、眼科、咽喉口齿、针灸推拿、养生、医案医话医论、医史、临证综合等门类，跨越唐、宋、金元、明以迄清末。全部古籍均按照项目办公室组织完成的行业标准《中医古籍整理规范》及《中医药古籍整理细则》进行整理校注，绝大多数中医药古籍是第一次校注出版，一批孤本、稿本、抄本更是首次整理面世。对一些重要学术问题的研究成果，则集中收录于各书的"校注说明"或"校注后记"中。

"既出书又出人"是本项目追求的目标。近年来，中医药古籍整理工作形势严峻，老一辈逐渐退出，新一代普遍存在整理研究古籍的经验不足、专业思想不坚定等问题，使中医古籍整理面临人才流失严重、青黄不接的局面。通过本项目实施，搭建平台，完善机制，培养队伍，提升能力，经过近5年的建设，锻炼了一批优秀人才，老中青三代齐聚一堂，有效地稳定了研究队伍，为中医药古籍整理工作的开展和中医文化与学术的传承提供必备的知识和人才储备。

本项目的实施与《中国古医籍整理丛书》的出版，对于加强中医药古籍文献研究队伍建设、建立古籍研究平台，提高古籍整理水平均具有积极的推动作用，对弘扬我国优秀传统文化，推进中医药继承创新，进一步发挥中医药服务民众的养生保健与防病治病作用将产生深远影响。

第九届、第十届全国人大常委会副委员长许嘉璐先生，国家卫生计生委副主任、国家中医药管理局局长、中华中医药学会会长王国强先生，我国著名医史文献专家、中国中医科学院马继兴先生在百忙之中为丛书作序，我们深表敬意和感谢。

由于参与校注整理工作的人员较多，水平不一，诸多方面尚未臻完善，希望专家、读者不吝赐教。

国家中医药管理局中医药古籍保护与利用能力建设项目办公室

二〇一四年十二月

许 序

"中医"之名立，迄今不逾百年，所以冠以"中"字者，以别于"洋"与"西"也。慎思之，明辨之，斯名之出，无奈耳，或亦时人不甘泯没而特标其犹在之举也。

前此，祖传医术（今世方称为"学"）绵延数千载，救民无数；华夏屡遭时疫，皆仰之以度困厄。中华民族之未如印第安遭染殖民者所携疾病而族灭者，中医之功也。

医兴则国兴，国强则医强。百年运衰，岂但国土肢解，五千年文明亦不得全，非遭泯灭，即蒙冤扭曲。西方医学以其捷便速效，始则为传教之利器，继则以"科学"之冕畅行于中华。中医虽为内外所夹击，斥之为蒙昧，为伪医，然四亿同胞衣食不保，得获西医之益者甚寡，中医犹为人民之所赖。虽然，中国医学日益陵替，乃不可免，势使之然也。呜呼！覆巢之下安有完卵？

嗣后，国家新生，中医旋即得以重振，与西医并举，探寻结合之路。今也，中华诸多文化，自民俗、礼仪、工艺、戏曲、历史、文学，以至伦理、信仰，皆渐复起，中国医学之兴乃属必然。

迄今中医犹为国家医疗系统之辅，城市尤甚。何哉？盖一则西医赖声、光、电技术而于 20 世纪发展极速，中医则难见其进。二则国人惊羡西医之"立竿见影"，遂以为其事事胜于中医。然西医已自觉将入绝境：其若干医法正负效应相若，甚或负远逾于正；研究医理者，渐知人乃一整体，心、身非如中世纪所认定为二对立物，且人体亦非宇宙之中心，仅为其一小单位，与宇宙万象万物息息相关。认识至此，其已向中国医学之理念"靠拢"矣，虽彼未必知中国医学何如也。唯其不知中国医理何如，纯由其实践而有所悟，益以证中国之认识人体不为伪，亦不为玄虚。然国人知此趋向者，几人？

国医欲再现宋明清高峰，成国中主流医学，则一须继承，一须创新。继承则必深研原典，激清汰浊，复吸纳西医及我藏、蒙、维、回、苗、彝诸民族医术之精华；创新之道，在于今之科技，既用其器，亦参照其道，反思己之医理，审问之，笃行之，深化之，普及之，于普及中认知人体及环境古今之异，以建成当代国医理论。欲达于斯境，或需百年欤？予恐西医既已醒悟，若加力吸收中医精粹，促中医西医深度结合，形成 21 世纪之新医学，届时"制高点"将在何方？国人于此转折之机，能不忧虑而奋力乎？

予所谓深研之原典，非指一二习见之书、千古权威之作；就医界整体言之，所传所承自应为医籍之全部。盖后世名医所著，乃其秉诸前人所述，总结终生行医用药经验所得，自当已成今世、后世之要籍。

盛世修典，信然。盖典籍得修，方可言传言承。虽前此 50 余载已启医籍整理、出版之役，惜旋即中辍。阅 20 载再兴整理、出版之潮，世所罕见之要籍千余部陆续问世，洋洋大观。

今复有"中医药古籍保护与利用能力建设"之工程，集九省市专家，历经五载，董理出版自唐迄清医籍，都400余种，凡中医之基础医理、伤寒、温病及各科诊治、医案医话、推拿本草，俱涵盖之。

噫！璐既知此，能不胜其悦乎？汇集刻印医籍，自古有之，然孰与今世之盛且精也！自今而后，中国医家及患者，得览斯典，当于前人益敬而畏之矣。中华民族之屡经灾难而益蕃，乃至未来之永续，端赖之也，自今以往岂可不后出转精乎？典籍既蜂出矣，余则有望于来者。

谨序。

第九届、十届全国人大常委会副委员长

许嘉璐

二〇一四年冬

王 序

　　中医学是中华民族在长期生产生活实践中，在与疾病作斗争中逐步形成并不断丰富发展的医学科学，是中国古代科学的瑰宝，为中华民族的繁衍昌盛作出了巨大贡献，对世界文明进步产生了积极影响。时至今日，中医学作为我国医学的特色和重要医药卫生资源，与西医学相互补充、相互促进、协调发展，共同担负着维护和促进人民健康的任务，已成为我国医药卫生事业的重要特征和显著优势。

　　中医药古籍在存世的中华古籍中占有相当重要的比重，不仅是中医学术传承数千年最为重要的知识载体，也是中医为中华民族繁衍昌盛发挥重要作用的历史见证。中医药典籍不仅承载着中医的学术经验，而且蕴含着中华民族优秀的思想文化，凝聚着中华民族的聪明智慧，是祖先留给我们的宝贵物质财富和精神财富。加强对中医药古籍的保护与利用，既是中医学发展的需要，也是传承中华文化的迫切要求，更是历史赋予我们的责任。

　　2010年，国家中医药管理局启动了中医药古籍保护与利用能力建设项目。这既是传承中医药的重要工程，也是弘扬优秀民族文化的重要举措，不仅能够全面推进中医药的有效继承和创新发展，为维护人民健康做出贡献，也能够彰显中华民族的璀璨文化，为实现中华民族伟大复兴的中国梦作出贡献。

相信这项工作一定能造福当今，嘉惠后世，福泽绵长。

国家卫生和计划生育委员会副主任

国家中医药管理局局长

中华中医药学会会长

王国强

二〇一四年十二月

马 序

新中国成立以来，党和国家高度重视中医药事业发展，重视古籍的保护、整理和研究工作。自 1958 年始，国务院先后成立了三届古籍整理出版规划小组，分别由齐燕铭、李一氓、匡亚明担任组长，主持制订了《整理和出版古籍十年规划（1962—1972）》《古籍整理出版规划（1982—1990)》《中国古籍整理出版十年规划和"八五"计划（1991—2000)》等，而第三次规划中医药古籍整理即纳入其中。1982 年 9 月，卫生部下发《1982—1990 年中医古籍整理出版规划》，1983 年 1 月，中医古籍整理出版办公室正式成立，保证了中医古籍整理出版规划的实施。2002 年 2 月，《国家古籍整理出版"十五"（2001—2005）重点规划》经新闻出版署和全国古籍整理出版规划领导小组批准，颁布实施。其后，又陆续制定了国家古籍整理出版"十一五"和"十二五"重点规划。国家财政多次立项支持中国中医科学院开展针对性中医药古籍抢救保护工作，文化部在中国中医科学院图书馆专门设立全国唯一的行业古籍保护中心，国家先后投入中医药古籍保护专项经费超过 3000 万元，影印抢救濒危珍、善、孤本中医古籍 1640 余种，开展了海外中医古籍目录调研和孤本回归工作。2010 年，国家财政部、国家中医药管理局安排国家公共卫生专项资金，设立了"中医药古籍保护与利用能力建设项目"，这是继 1982～1986 年第一批、第二批重要中医药古籍整理之后的又一次大规模古籍整理工程，重点整理新中国成立后未曾出版的重要古籍，目标是形成并普及规范的通行本、传世本。

为保证项目的顺利实施，项目组特别成立了专家组，承担咨询和技术指导，以及古籍出版之前的审定工作。专家组中的许多成员虽逾古稀之年，但老骥伏枥，孜孜不倦，不仅对项目进行宏观指导和质量把关，更重要的是通过古籍整理，以老带新，言传身教，培养一批中医药古籍整理研究的后备人才，促进了中医药古籍保护和研究机构建设，全面提升了我国中医药古籍保护与利用能力。

作为项目组顾问之一，我深感中医药古籍保护、抢救与整理工作的重要性和紧迫性，也深知传承中医药古籍整理经验任重而道远。令人欣慰的是，在项目实施过程中，我看到了老中青三代的紧密衔接，看到了大家的坚持和努力，看到了年轻一代的成长。相信中医药古籍整理工作的将来会越来越好，中医药学的发展会越来越好。

欣喜之余，以是为序。

中国中医科学院研究员

马继兴

二〇一四年十二月

校注说明

　　《运气易览》是《汪石山医书八种》之一，明代汪机编辑，门生陈桷校正，程铰订梓。汪机（1463—1540），字省之，号石山居士，世称汪石山，新安祁门（今安徽省祁门县）人。汪机著作颇丰，如《汪石山医书八种》《读素问抄》《伤寒选录》《医读》《医学原理》《外科理例》《石山医案》等。《运气易览》成书于明嘉靖七年戊子年（1528），由祁门朴墅汪氏祠堂初刻于明嘉靖癸巳年（1533）。

　　本次整理以明嘉靖癸巳年（1533）祁门朴墅汪氏祠堂初刻本为底本，以上海石竹山房二酉书庄石印本（1921）为主校本简称石竹山房本。书中引用《素问》原文，则依据上海涵芬楼影印顾氏翻宋本为校本。"六气时行民病证治""五运主方治例"内容源自宋代陈无择《三因极一病证方论》（简称《三因方》），以日本オリエニト出版社2001年8月1日出版的《东方医学善本丛刊》第四种为校本。

　　校注原则与方法：

　　1. 原书竖排改为横排，繁体字改为简体字，并加以现代标点符号。

　　2. 对于文中的异体字、古字予以径改，如"夘"改作"卯"，"脚"改作"脚"，"五藏"改作"五脏"，"六腑"改作"六腑"，"写"改作"泻"，"四支"改作"四肢"，"巳"改作"以"，"乾"、"幹"改作"干"，"查"改作"渣"等。对"大"与"太"、"己"与"巳"之类的明显错字，亦予以径改。若是引用《内经》原文，则不作修改。凡因竖排版用"右"指上文内容的，一律改作"上"。

3. 通假字一律保留，并出注。

4. 引、序、跋之前的书名删去。每卷开首均载"新安祁门朴墅汪机省之编辑，同邑石墅门生陈桷惟宜校正，同邑仁庵门生程铰廷彝订梓"字样，以及卷前书名今一并删去。

5. 对目录与正文标题不一致的，以正文标题为主，参考目录标题。对目录与正文顺序不一致的，以正文为准，重置目录顺序。对目录脱漏正文篇章的，在目录中补。目录中未标明正文中所附图或歌的，在目录中补上。

6. 校注语以简洁明了为原则，不做繁复考证。凡底本出错者，均出具校语。凡同一之错讹，在首次出现时予以校注，其后一律径改原文，不重复出注。运气术语，或难解的字词作简要的注音释义。

7. 原文有"○"，以示分隔。今删，改为小节段。

8. 对底本、校本均有脱文，或漫漶难辨者，以虚阙号□按所脱字数一一补入。

9. 文中注释部分凡引用古代注家者皆直接称以姓名，如"王冰注"、"张介宾注"。引用现代注家者则注明姓名、书名，如郭霭春《素问校注》。

10. 原汪氏的"按语"或注释字号大小不一致，现皆统一以小字形式。

11. 本书绘有多幅图表推算、演绎运气。因原书的图表已模糊不清，故本次校注时不作影印，皆重新绘制。图表的框架结构照旧，但文字改以简化字，字序从左至右。

引

南涧子曰：余读《素问》书，观五运六气交干相乘之说，大有理致，恨不得其窍，浑如嚼蜡耳。及观丹溪先生论马宗素、程德斋①穿凿之误，无怪乎医之废而不讲也已！昨以病问剂于我石山翁之馆，间示以所著《运气易览》序，曰天符②、曰岁会③、曰同天符④、曰同岁会⑤、曰太乙天符⑥，各推其由，如指诸掌。又揭夫病之所中，疾徐轻重之差，古人所以教人趋避之方，砭剂之审，一览无遗。著末又申以圆机⑦之士，相时达变，游心法外，则有非神而明。夫医者未可以语此。嗟夫！王道微□□弛，天下不复见古道者，匪独医为然也。

石山翁法于阴阳，和于术数，年逾七十，而绰约若处子⑧，

---

① 马宗素、程德斋：二人为元代医家，合撰《伤寒钤法》。

② 天符：运气同化名称之一。岁运与司天之气的五行属性相符，称为天符。

③ 岁会：运气同化名称之一。岁运与岁支的五行属性同属相合，称为岁会。

④ 同天符：运气同化名称之一。岁运太过之气与客气司天之气相合而同化，称为同天符。

⑤ 同岁会：运气同化名称之一。岁运不及之气与客气在泉之气相合而同化，称为同岁会。

⑥ 太乙天符：运气同化名称之一。既是天符，又是岁会，称为太乙天符。《素问·天元纪大论》谓之"三合为治"，指司天之气、岁运之气、岁支之气三者的五行属性相合。

⑦ 圆机：指见解超脱，圆通机变。

⑧ 绰约若处子：柔婉美好貌。《庄子·逍遥游》："肌肤若冰雪，绰约若处子。"

既以其诸余活当时，复以其残膏腾馥①惠后世，而运气书特其一也。其所论说虽无奇发巧中，以骇视听，要之率循王道，是非不诡于先贤。后之览是编者，岂徒知医之可复古，而王道亦易易而？为引以弁诸首。

嘉靖癸巳菊日②南涧子程滨子砺书

---

①　残膏腾（shèng 剩）馥：犹余泽。剩余的美好事物。腾，同"剩"。亦作"残膏剩馥"。《新唐书·文艺传上·杜甫赞》："它人不足，甫乃厌馀，残膏腾馥，沾丐后人多矣。"

②　菊日：疑"菊月"之讹。菊月，农历九月。下同。

序

运气者，以十干合而为木火土金水之五运，以十二支对而为风寒暑湿燥火之六气。十干合者，如甲己二年合为土运，乙庚二年合为金运，丙辛二年合为水运，丁壬二年合为木运，戊癸二年合为火运是也。

十二支对者，如子与午对，二年俱为君火之气；丑与未对，二年俱为湿土之气；寅与申对，二年俱为相火之气；卯与酉对，二年俱为燥金之气；辰与戌对，二年俱为寒水之气；巳与亥对，二年俱为风木之气是也。

运与气相交媾，干与支相临遇，运五气六不相偶合。盖君火居尊，故不立运，而运只有五，戊癸火运乃相火之位。经曰"君火以名，相火以位①"是也。故六气不加于君火。是以运则五年一周，气则六期②环会，六十年间运有太过、有不及、有平运③；又有大运④、主运⑤、客运⑥。假如甲年阳土为太过，阴年己土为不及，司天与运同气为平，太过遇司天克之，或不及遇年支与之

---

① 君火以名，相火以位：语出《素问·天元纪大论》。

② 期（jī 机）：一周年。《尚书·尧典》："期，三百六旬有六日"。

③ 平运：指无太过、无不及之运。平运之年，气候平和，疾病流行少。

④ 大运：也称中运、岁运。指统管全年的五运之气。其反映全年的气候、物化特征，及发病规律。

⑤ 主运：指正常气候的变化，分别主管一年五时的运。每运主一时，各七十三天零五刻，依五行相生的顺序，始于木运，终于水运，年年如此，固定不变。

⑥ 客运：与主运相对而言，因其随着岁运而变，十年之内年年不同，如客之往来，故名客运。

相合，名曰岁会。值月干与之相符，或交初气日干时干与之相合，名曰干德符①，皆得谓之平运。物生脉应，无相先后焉。

大运者，乃当年年干通主一年之运也。主运者，每年皆以木运从大寒日始，以次相生，至水而终。每运各主七十三日，年年常如是者客运者，假如甲年即以土起运，亦从大寒日始，以次相生而终，亦每运各主七十三日，逐年更替者。今医所用大运而已，主运、客运不过论其理宜有是耳。

其六气有司天②、有在泉③、有正化④、有对化⑤；亦有主气⑥、有客气⑦。假如当年年支是子，子午皆少阴君火司天，子为对化，午为正化。对司化令之虚，正司化令之实，其余支辰例皆仿此。又以子午、卯酉为一律，子午二岁君火司天，则必卯酉燥金在泉。若卯酉二岁燥金司天，则必子午君火在泉。其他寅申、巳亥为一律，辰戌、丑未为一律，司天、在泉例皆同也。主

---

① 干德符：岁运不及之年，凡年干与交运的月干、日干或时干的天干化五运相符合，则得其同气相助而成为平气，称之为"干德符"。干，天干。德，指五行的特性。符，指年干与交运的日、时、月干相符。

② 司天：客气名称之一，意谓轮值主司天气，主管上半年气候，也称"岁气"。其位在主气三之气上。

③ 在泉：客气名称之一，与司天之气对应，统管下半年的气候，其位在主气终之气上，又称"地气"。

④ 正化：六气与十二支相配，每两支共化一气，其中产生六气本气的一方谓之正化。《素问六气玄珠密语·正化令转纪篇》说："正化者，即天令正化其令，正无邪化，天气实故也。"

⑤ 对化：即对位冲化。在六气与十二支相配中，每两支共化一气，其中受对面作用或影响的一方谓之对化。《素问六气玄珠密语·正化令转纪篇》："对化即天令虚，易其正数，乃从成也。"

⑥ 主气：主治一年六个季节正常气候变化，为主时之气。其恒居不变，静而守位，年年如此。

⑦ 客气：指天之三阴三阳之气，因其运动不息，与固定的主气不同，犹如客之往来。

气者，每年皆以木气从大寒日始，以次相生，至水气而终。每气各主六十日有奇，千载不易。客气者，以当年年支后第三支起运。假如子年，子后第三支是戌，戌属水，就以水气从大寒日始，为初之气，即在泉左间也。木为二之气，即司天右间也。火为三之气，即司天火气也。土为四之气，即司天左间也。金为五之气，即在泉燥金也。水为终之气，即在泉右间也。每气也各主六十日有奇，一年一易，故曰客气。以客加主，客胜主则从，主胜客则逆。又曰：司天通主上半年，在泉通主下半年，此客气之大者，加于主气之上也。司天居上，在泉居下，运居其中。或司天克运、生运，谓之"以上临下为顺"，顺分生克之殊。或运克司天、生司天，谓之"以下临上为逆"，逆有大小之异。

其中有司天与运同者，名曰天符如丁巳、丁亥之类。年支与运合者，名曰岁会乙卯①、丙子之类。在泉与运同者，名曰同天符庚子、庚午之类。运与在泉合者，名曰同岁会辛丑辛未之类。司天与运及年支三位相符者，名曰太乙天符戊午、乙酉、己未、己丑之类是也。盖午为火气司天，戊为火运，而午支又属火，故号太乙，尊称之号也。五者之中，天符为执法，中执法者，其病速而危；岁会为行令，中行令者，其病徐而持；太乙天符为贵人，中贵人者，其病暴而死。

圣人详著于经，盖将使人知有所谨，而勿为其所中也。纵使或为所中，亦知其病之因，不至于乱投药剂。其惠天下后世，何其切哉！虽然，运气一书，古人启其端倪而已，员②机之士，岂可徒泥其法，而不求其法外之遗耶？如曰：冬有非时之温，夏有

---

① 乙卯：疑为"丁卯"之误。
② 员：为"圆"之讹。

非时之寒，春有非时之燥，秋有非时之暖。此四时不正之气，亦能病人也。如曰：春气西行，秋气东行，夏气北行，冬气南行。卑下之地春气常存，高阜之境冬气常在。天不足西北而多风，地不满东南而多湿。又况百里之内晴雨不同，千里之邦寒暖各异。此方土之候各有不齐，所生之病多随土著，乌可皆以运气相比例哉？务须随机达变，因时识宜，庶得古人未发之旨，而能尽其不言之妙也。奈何程德斋、马宗素等妄谓某生人于某日，病于某经，用某药，某日当汗瘥，某日当危殆，悖乱经旨，愚惑医流，莫此为甚。后人因视为经繁文，置之而弗用者有也；又有读其书，玩其理，茫然无入首处，遂乃弃去而莫之省者有也。是以世医罕有能解其意者焉。

予今搜辑纂为此编，名曰《运气易览》，论以明其理，图以揭其要，歌括以便于记诵，其于初学未必无补于万一。然予老年心志昏瞀，未免书不尽言，言不尽意，改而正之，尚有望于后之君子云。

嘉靖七年岁次戊子祁门朴墅①汪机省之序

---

① 朴墅：原作"朴里"。据卷首标注改。

目 录

① 一：其后有"运气易览序"五字。据正文删。

② 歌附：正文标题无此二字，下同。

③ 二十四气之图：原"图"前脱"之"字，据正文标题补。下仿此。

④ 论六十年交气日刻：原"日"字下脱"刻"字，正文标题补。

⑤ 平气：此二字原脱，据正文标题补。

① 四间气之图：原"图"前"气之"二字脱，据正文标题补。

① 六气主病治法例：原"治"字下脱"法"字，据正文标题补。

② 五运主方治例：原作"五运主病治例"，位于卷之二"五运所化之图"后，据正文改。

③ 六气时行民病证治：原目录脱，据正文补。

---

① 参并为一例：原脱此五字，据正文标题补。

② 跋：原目录无，据书后跋补。

卷之一

学五运六气纲领

或问：五运六气，《内经》讲论诸方所略，其理奥妙，未易造入，愿发明焉。丹溪朱先生曰：学医之初，宜须先识病机，知变化，论人形而处治。若便攻于运气，恐流于马宗素之徒，而云某生人，某日病于某经，用某药治之之类也。

又问：人之五脏六腑，外应天地，司气司运，八风动静之变，人气应焉，岂不切当？苟不知此，为医未造其理，何以调之？曰：杨太受①尝曰云云。五运六气须每日候之，记其风雨晦明，而有应时作病者，有伏气后时而病者，有故病冲而动者，体认纯熟，久久自然造其至极。

《运气提纲》丁元吉②氏撰曰：《提纲》之作，一本《内经》及刘温舒③《论奥》，语约而事义多者，复注其下；正注不足则旁注；易见者，但旁注；旨深者，列为图；名

---

① 杨太受：生平不详。

② 丁元吉：明初文学家。字无咎，丹徒人。精研《易》理，匾其居曰"易洞"，人称易洞先生。著有《陆右丞蹈海录》《易洞先生文集》等。

③ 刘温舒：北宋人，撰《素问入式运气论奥》，附《黄帝内经素问》遗篇一卷，即《素问·刺法论》《素问·本病论》。

目用墨沫之。

经论阴之所在脉不应，兼三阴而言，非独指少阴。王太仆①于太阴、厥阴下注以少阴，近其位致然，反遗本气，左右不以位取，人所向义亦牵合，故启马宗素诸书皆随君火所在言之，此丹溪所谓失经意之类，今不从。

《伤寒论》所载不应脉及交反脉图悉误，程德斋精华歆②亦然，今并考正之。

运气说

五运六气之说不见于儒者之六经，而见于医家之《素问》。夫《素问》乃先秦古书，虽未必皆黄帝岐伯之言，然秦火以前，春秋战国之际，有如和缓③秦越人辈，虽甚精于医，其察天地五行之用，未能若是精密也。则其言虽不尽出于黄帝岐伯，其旨亦必有所从受矣。且夫寒、湿、暑、燥、风、火者，天之阴阳，三阴三阳上奉之；木、火、土、金、水者，地之阴阳，生长化收藏下应之。而五运运行于其间，则五行之化气也。天数终于五，六居之；地数终于六，七居之，戊己土也，化气必以五六，故甲己化土而居于其首；土生金，故乙庚次之；金生水，故丙辛次之；水生木，故丁壬次之；木生火，故戊癸次之，此化气

---

① 王太仆：即王冰，号启玄子，唐代人。编次、注释《黄帝内经素问》。
② 精华歆：程德斋《伤寒钤法》中无，有"精华指要"。
③ 和缓：指医和、医缓，为春秋时秦国两位著名医家。

之序也。地之三阴三阳，亦五行耳，而火独有二，五行之妙理也。盖木旺于东，火旺于南，金旺于西，水旺于北，而土旺于四维。戊附于戌而在乾，己附于辰而在巽，而未之对冲在丑，故辰戌丑未寄旺之位也。未在西南，其卦为坤，其时为长夏，以其处四时之中，《吕氏月令》①谓之中央。

假如太角壬木之化为启拆，而变为摧拉。太徵戊火之化为暄燠，而变为炎烈。正化之为变者然也。少角丁木木气不足，清胜而热复；少徵癸火火气不足，寒胜而雨复，邪化之为复者然也。寒甚而为阳焰，是为火郁；热甚而为凄清，是为金郁，抑而不伸者然也。水郁而发则为冰雹，土郁而发则为飘骤，郁而怒起者然也。风淫所胜则克太阴，热淫所胜则克阳明，凌其所胜者然也。相火之下，水气承之；湿土之下，风气承之，极则有反者然也。然摧拉之变不应，普天悉皆大风。炎烈之变不应，薄海悉皆燔灼。清气之胜不应，宇宙无不明洁。雨气之复不应，山泽无不蒸溽。郁也、发也、淫也、承也，其理皆然。

凡此者，其应非有候，其至非有期，是以可知而不可必也。其应非有候，则有不时而应者矣。其至非有时，则有卒然而至者矣。是故千里之远，其变相似者有之。百里之近，其变不同者亦有之。即其时当其处，随其变而占

---

① 吕氏月令：指《吕氏春秋·孟春纪第一》至《吕氏春秋·季冬纪第十二》中有关"十二纪"的篇章，其中有月令、气候、物候的记载。

焉，则吉凶可知。况《素问》所以论天地之气化者，将以观其变而救民之疾也。夫大而天地，小而人之一身，五行之气皆在焉。天地之气，有常无变，则人亦和平而无灾。天地之气，变而失常，则疾疠之所从出也。是故木气胜，则肝以实病，脾以虚病。火气胜，则心以实病，肺以虚病。此医者所能致察，儒者不得其详也。至于官天地、理阴阳、顺五行，使冬无愆阳，夏无伏阴，秋无苦雨，春无凄风，和平之气，行于两间，国无水旱之灾，民无妖孽之疾，此儒者所当致察，医宗未必能知也。《素问》亦略言之矣。

五行之精，是为五纬，与运气相应，有岁星①、有畏星②，以此察其行之逆顺，而占其吉凶，然必曰德者福之，过者罪之，则是运气之和平，而为休祥③，有德者召之也。运气之乖戾，而为疾清，有过者致之也。虽然其说略而未详，吾儒之经则详矣。《洪范》九畴④，始于五行，终于皇

---

① 岁星：即木星。木星约十二年运行一周天，其轨道与黄道相近，因将周天分为十二分，称十二次。木星每年行经一次，即以其所在星次来纪年，故称岁星。

② 畏星：所克制的星。《素问·气交变大论》"故岁运太过，畏星失色而兼其母。"

③ 休祥：吉祥。《尚书·周书》："朕梦协朕卜，袭于休祥，戎商必克。"孔传："言我梦与卜俱合于美善。"

④ 九畴：《尚书·洪范》中的提出治理国家必须遵循的九条大法。

极①，终于五福六极②。圣人建极于上，以顺五行之用，是以天下之民，有五福而无六极，有五福皆可以康宁矣，无六极皆免于疾病矣，此其道，固有行乎运气之外者，是谓大顺。成周之时尝见之，《由庚③》之诗作而阴阳得由其道，《华黍》之诗作而四时不失其和，《由仪》之诗作而万物各得其宜，此建皇极顺五行，使民有五福，而无六极之验矣。是故《素问》方伎之书，《洪范》则圣人经世之大法也。知有《素问》不知有《洪范》，方伎之流也。知有《洪范》不知有《素问》，儒者何病焉？

论四时气候

六气终始早晏，五运太少盈虚，原之以至理，考之以至数，而垂万古无有差忒也。经曰：五日一候应之应五行也。故三候成一气，即十五日也。三气成一节，节谓立春、春分、立夏、夏至、立秋、秋分、立冬、冬至，此八节也。四分二十四气，而分主四时，一岁成矣。春秋言分

① 皇极：帝王统治天下的准则。即所谓大中至正之道。《尚书·洪范》："五，皇极，皇建其有极。"

② 五福六极：语出《尚书·洪范》。"五福：一曰寿，二曰富，三曰康宁，四曰攸好德，五曰考终命。六极：一曰凶、短、折，二曰疾，三曰忧，四曰贫，五曰恶，六曰弱。"

③ 由庚：与下文的《华黍》《由仪》皆属春秋之时的"六笙诗"。《诗·小雅·鱼丽》宋朱熹《集传》："按《仪礼·乡饮酒》及《燕礼》，前乐既毕，皆闲歌《鱼丽》，笙《由庚》。歌《南有嘉鱼》，笙《崇丘》。歌《南上有台》，笙《由仪》。"

者，以六气言之，则二月半，初气终，而交二之气；八月半，四气尽，而交五之气。若以四时之气言之，则阴阳寒暄之气，到此可分之时也。昼夜分五十刻，亦阴阳之中分也。故经曰分则气异是也。冬夏言至者，以六气言之，则五月半，司天之气至其所在；十一月半，在泉之气至其所在。以四时之令言，则阴阳之气至此极至之时也。夏至日长不过六十刻，阳至此而极；冬至日短不过四十刻，阴至此而极，皆天候之未变。故经曰至则气同是也。

天自西而东转，其日月五星循天，从东而西转。故《白虎通》曰：天左旋，日月五星右行。又曰：日为阳，月为阴，行有分纪，周有道理，日则昼夜行天之一度<small>一度有百刻，即一日</small>。月则昼夜行天之十三度有奇者，谓复行一度之中，作十九分分之得七<small>一度有百刻，作十九分分之得七，每一分该五刻强，五七三十五刻强，是月昼夜行天十三度零十度五刻强</small>。大率月行疾速，终以二十七日，月行一周天，是将十三度及十九分分之七数，总之则二十九日，计行天三百八十七度有奇，计月皆疾之数，比日行迟之数，则二十九日。日方天行二十九度，月已先行一周天三百六十五度，外又行天二十二度，反少七度而不及日也。阴阳家说，谓日月之行，自有前后迟速不等，固无常准，则有大小月尽之异也。本三百六十五日四分度之一，即二十五刻<small>是日行三百六十五日零二十五刻，当为一岁矣</small>，当为一岁。

自除岁外之余，则有三百六十日，又除小月所少之日六日，止有三百五十四日而成一岁，通少十一日二十五刻，乃盈闰为十二月之制，则有立首之气，气乃三候之至，月半示斗建之方，乃十二辰之方也。闰月之纪，则无立气，建方皆他气。但依历以八节见之，推其所余，乃成闰，天度毕矣。故经曰：立端于始，表正于中，推余于终，而天度毕矣者。此之谓也。观天之杳冥，岂复有度乎？乃日月行一日之处，指二十八宿为证而记之，曰度。故经曰：星辰者，所以制日月之行也。制，谓制度也。天亦无候，以风、雨、霜、露、草木之类，应期可验而测之，曰候。言一候之日，亦五运之气相生而值之，即五日也。如环无端，周而复始。《书》曰：期三百六旬有六日，以闰月定四时成岁，即其义也。医工之流，不可不知。经曰：不知年之所加，气之盛衰，虚实之所起，不可以为工矣。

五行生死顺逆图

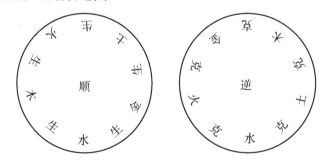

歌曰：

木火土金水五行，周而复始互相生。

水火金木土五贼，周而复始互相克。

干支五行所属图①

歌曰：

甲乙寅卯木东藏，丙丁巳午火南方，

庚辛申酉金西属，壬癸子亥水北乡，

戊己辰戌丑未土，寄旺四季位中央。

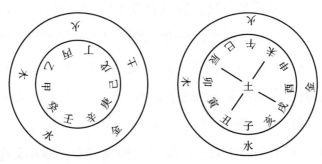

二十四气之图

五日谓之候，三候成一气，大小月、闰月但依历交之。凡四时寒暑温凉盛于季月，然差正位三十日有奇也。

歌曰：

立春雨水惊蛰节，春分清明谷雨时；

立夏小满芒种候，夏至小暑大暑期；

立秋处暑白露日，秋分寒露霜降随；

立冬小雪及大雪，冬至小寒大寒推。

---

① 图：原无此字，据目录补。

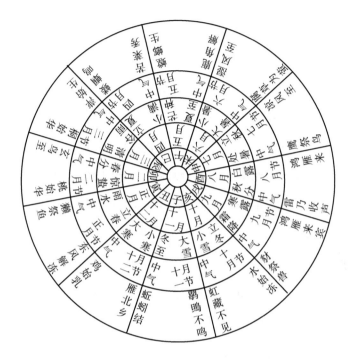

论六十年①交气日刻

　　夫日一昼一夜十二时，当均分于一日，故上智设铜壶贮水，漏下浮箭，箭分百刻以度之。虽日月晦明，终不能逃。是以一日之中，有百刻之候也。夫六气通主一岁，则一气主六十日八十七刻半，乃知交气之时，有早晏也，故此立图以明之也。冬夏日有长短之异，则昼夜互相推移，而日出入时刻不同，然终于百刻也。其气交之刻，则不能移。甲子之岁，初之气，始于漏水下一刻寅初，终于八十七刻半，子正之中也；二之气，复始于八十七刻六分，终

────────────

　　① 年：此字原脱，据目录补。

于七十五刻，戌正四刻也；三之气，复始于七十六刻，终于二十六①刻半，酉正之中也；四之气，复始于六十二刻六分，终于五十刻，未正四刻也；五之气，复始于五十一刻，终于三十七刻半，午正之中也；六之气，复始于三十七刻六分，终于二十五刻，辰正四刻也。此之谓一周天之岁度，余刻交入乙丑岁之初刻矣。如此而转，至戊辰年初之气，复始于漏水下一刻，则四岁而一小周也。故申子辰气会同者此也。巳酉丑初之气，俱起于二十六②刻；寅午戌初之气，俱起于五十一刻；亥卯未初之气，俱起于七十六刻。气皆起于同刻，故谓之三合者，义由此也，以十五小周为一大周，则六十年矣。

六十年交气日刻图

歌曰：

欲知交气早晏时，漏下一刻甲子初六十日，

终期③八十七刻半，二气续此而起钦，

尽日七十五刻是，三气从兹又继诸，

六十二刻半之外四气始④，五十刻后五气居，

毕于三十七刻半，六气承之廿五除。

自是转至戊辰首，复与漏下一刻如。

---

① 二十六：疑"六十二"之误。

② 二十六：诸本同，疑"六十二"之误。

③ 终期：原作小字，据义理与韵律，当作歌决，故改大字。

④ 四气始：此三字原为大字，据义理与韵律，当为注文，故改小字。

申子辰初相会合，巳酉丑初同刻昼，

寅午戌初气不异，亥卯未初当共储，

四岁一周小义三合，六甲交遍良弗虚十五小周为一大周。

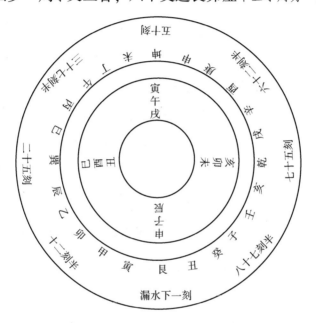

图自寅顺观至子①，为甲子岁初气，子至戌为二气，自亥至酉为三气，酉至未为四气，自申至午为五气，午至辰为六气，自巳至卯起乙丑岁初气。余岁继此推之，则气起同刻，三岁相合，义自见矣。然昼夜百刻，当分算于十二时，每一时该八刻令②三分。

愚按：六气，每气主六十日八十七刻半。例申子辰年，初之气始于大寒寅初刻，至春分日子正之中是初之

---

① 图自寅顺观至子：此句之前有"六十年交气日刻"标题，据目录删。

② 令："零"之误。

气，才满六十日八十七刻半也。二之气即始于是日子时八十七刻六分，至小满日戌正四刻是二之气，才满六十日八十七刻半也。三气以后并仿此，按图推之。所谓八十七刻半者，十二时共有百刻。甲子年大寒日寅初刻交初之气，至二月半子时五刻，才满六十日八十七刻半，乃值子时之五刻也。百刻而除八十七刻半，剩下十二刻半，算入二之气内，仍该找七十五刻，凑作八十七刻半。自前子时六刻，交二之气数起，至七十五刻，乃值戌时四刻也。百刻而除七十五刻，剩下二十五①，算入三之气内，仍该找六十二刻半，凑作八十七刻半也。自前戌时五刻，交三之气数起，至六十二刻半，乃值酉时五刻也。百刻而除六十二刻半，剩下三十七刻②，算入四之气内，仍该找五十刻，凑作八十七刻半也。自前酉时六刻，交四之气数起，至五十刻，乃值未之四刻也。百刻而除五十刻，剩下五十刻，算入五之气内，仍该找三十七刻半，凑作八十七刻半。自前未之五刻，交五之气数起，至三十七刻半，乃值午之五刻也。百刻而除三十七刻③，剩下六十二刻半，算入六之气内，仍该找二十五刻，凑作八十七刻半也。自前午之六刻，交六之气数起，至二十五刻，乃值辰之四刻也。百刻

---

① 二十五：诸本同。其下疑脱"刻"字。
② 三十七刻：诸本同。其下疑脱"半"字。
③ 三十七刻：诸本同。其下疑脱"半"字。

而除二十五①，剩下七十五刻，算入乙丑岁之初气内也。

论六化

夫五行在地成形金木水火土，在天为气，而气有六，乃天之元气。然后三阴三阳上奉之少阴君火、太阴湿土、厥阴风木、少阳相火、太阳寒水、阳明燥金，谓之六气，皆有一化。木之化风，主于春；君火之化热，主春末夏初，行暄淑之令，应君之德；相火之化暑，主于夏，炎暑乃行；金之化清与燥，主于秋，清凉乃行白露清气也，金为庚辛，辛为丙妇，带火之气故燥，久雨霖霪，西风而晴，燥之兆也；西风而雨，燥湿争也，而乃自晴；水之化寒，主于冬，严凛乃行；土之化湿与雨，主于长夏六月，土生于火，长在夏中，既成而王，土润溽暑②，湿化行也经曰：地气上为云，天气下为雨，雨出地气，云出天气，则主雨之化见矣。凡春温、夏暑、秋凉、冬寒，皆天地之正气，其客六气司化之令其客③行于主运，则自有逆顺淫胜之异，由是气候不一，岂可一定而论之？夫阴阳四时气候，则始于仲月，而盛于季月，故经曰：差三十度而有奇。又言：气令盛衰之用，其在四维。四维者，辰戌丑未四季月也。盖春气始于二月，盛温于三月；夏气始于五月，盛暑于六月；秋气始于八月，盛凉于九月；冬气始于

---

① 二十五：诸本同。其下疑脱"刻"字。
② 溽暑：原此二字模糊不清，据石竹山房本补。
③ 其客：诸本同，疑衍文。

十一月，盛寒于十二月，则气差明矣。然五月夏至，阴气生而反大热；十一月冬至，阳气生而反大寒者，盖气自下生，推而上之也。故阴生则阳上而愈热；阳生则阴上而愈寒。夏井清凉，冬井温和，则可验矣。

六化图

歌曰：

君热金清燥，水寒木化风，

相行炎暑令，土湿雨同功。

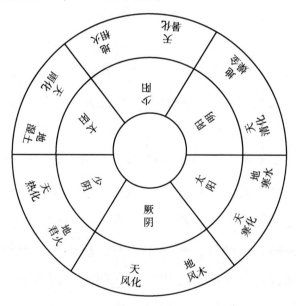

论交六气时日

经曰：显明_{日也}之右_{卯位}，君火之位；君火之右_{辰位}，退行一步_{一步六十日八十七刻半}，相火治_{主也}之；复行一步，土气治之；复行一步，金气治之；复行一步，水气治之；

复行一步，木气治之；乃六气之主位也。自十二月中气大寒日，交木之初气；次至二月中气春分日，交君火之二气即前君火之位；次至四月小满日，交相火之三气即前君火之右，退行一步，相火治之谓也；次至六月中气大暑日，交土之四气；次至八月中气秋分日，交金之五气；次至十月中气小雪日，交水之六气。每气各主六十日八十七刻半，总之三百六十五日二十五刻，共周一岁也。若著字作除，理似顺也岁外之余余者，于三百六十五日，除去五日作余及小月之日小月有六日亦除之，则不及也除前余日五日，又除小月六日，共除十一日，止有三百五十四日，不及三百六十五日也。但推之历日，依节令交气，常为每岁燥、湿、寒、暑、风、火之主气，乃六气之常纪，此谓地之阴阳，静而守位者也。

气应之不同者，又有司天、在泉、左右四间之客气假如子午二年，少阴君火司天，则必卯酉阳明燥金在泉。之①右间，厥阴亥木；子之左间，太阴丑土；卯之右间，少阳寅相火；卯之左间，太阳辰水。经曰：左右者阴阳之道路，此之谓也。客气亦有寒、暑、燥、湿、风、火之化，乃行岁中之天命，轮居主气之上，主气则当祇奉客之天命，动而不息者也大而言之，司天通主上半年，在泉通主下半年。分而言之，每气各主六十日有奇，奇者八十七刻半。客胜主则从，主胜客则逆，二者有胜而无复。每年以司天前第三位为在泉，第四位为初之气。假如子为少阴君火司天，子前第三位卯为阳明燥金在泉，第四

---

① 之：诸本同。"之"字前疑脱"子"字。

位辰为初之气。辰与戌对，同属太阳寒水<small>主大寒后至春分六十日有奇</small>。辰，即卯之左间也。次巳为二之气，巳与亥对，同属厥阴木<small>主春分后至小满六十日有奇</small>。巳，即午之右间也。次午为三之气，午与子对，同属少阴火<small>主小满后至大暑六十日有奇</small>，即司天气也。次未为四之气，未与丑对，同属太阴土<small>主大暑后至秋分六十日有奇</small>。未，即午之左间也。次酉为五之气，酉与卯对，同属少阳相火<small>主秋分后至小雪六十日有奇</small>。申，即酉之右间也。次酉为终之气，酉与卯对，同属阳明燥金<small>主小雪后至大寒六十日有奇</small>，即在泉气也。按六气，司天者主岁，位在南，故面北而言左右。在泉者，位在北，故面南而言。如丑未岁土司天，面北而言左右，丑之左间相火寅，右间君火子。辰戌水在泉，面南而言左右，辰之左间厥阴巳木，右间阳明卯金。故曰左厥阴，右阳明也。是岁客之初气厥阴亥木，二气少阴子火，三气即司天丑土，四气少阳相火寅，五气阳明卯金，终气即在泉辰水。此司天、在泉、四间客气，四间客气加于主气者，余皆仿此。

草庐吴先生澄①曰：天地阴阳之运，往过来续，木火土金水，始终终始，如环斯循六气相生之序也。岁气起于子中，尽于子中。故曰：冬至子之半，天心无改移。子午之岁，始冬至燥金，然后禅于寒水，以至相火，日各六十者五，而小雪以后，其日三十，复终于燥金。丑未之岁，始冬至寒水，三十日，然后禅于风木，

---

① 草庐吴先生澄：吴澄，字幼清，晚字伯清，号称草庐先生，抚州崇仁（今江西崇仁县）人。元代杰出的思想家、教育家，与当世经学大师许衡齐名，并称为"北许南吴"，著《吴文正集》《易纂言》等。

以至燥金，日各六十者五，而小雪以后，其日三十，复终于寒水。寅申以下皆然。如是六十年，至千万年，气序相生而无间。非小寒之末，无所于授，大寒之初，无所于承，隔越一气，不相接续，而截自大寒为次年初气之首也。此造化之妙，《内经》秘而未发，启玄子阙而未言，近代杨子建①仿推而得之。兹说与经不合，然极有理，谨附于此，俾学者知之。

五运六气枢要之图

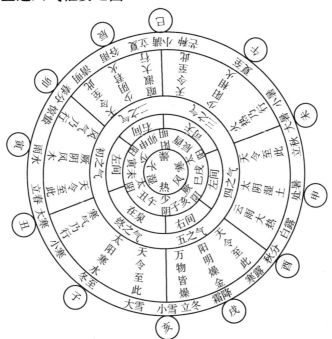

如遇子午岁，少阴乃司天。除本位数至第三，阳明为在泉，第四太阳，即客初气，次厥阴，复次少阴，自大寒后主

---

① 杨子建：宋代医家。著有《杨子护命方》《通神论》《十产论》。

上半年；次太阴，次少阳，终阳明，自大暑后主下半年。每气六十日八十七刻半，布于主气之上，余同主客之图。

起司天在泉并客气歌①

子午少阴地，太阴丑未墟，

寅申少阳属，阳明卯酉躬，

辰戌太阳配，厥阴巳亥居，

其中主一位司天，依此顺数诸。

进三司地位，进四客之初。

论标本

三阴三阳，天之六气，标也；金木水火土，地之五行，本也生长化收藏。太阴湿土，少阳相火为标本同。至于少阴君火，太阳寒水，则阴阳寒热互相不同，何也？盖君火司于子午。午者，一阴始生之位，火本热而其气当阴生之初，故君火属少阴也。水居北方子。子者，一阳始生之位，水本寒而其气当阳生之初，故寒水属太阳也。此水火之标本所以异者，此也。土者，乃西南维未之位，应于长夏之月，未乃午之次，为阴矣，故土曰太阴。相火司于寅。寅乃丑之次，为阳矣，故相火曰少阳。木者，位居东方震，在人主肝，虽阳，处膈下，居阴之位，故属厥阴也。金者西方兑，在人主肺，虽阴，藏居膈上，处阳之

---

① 歌：原标题脱此字，据目录补。

位，故属阳明也。

经曰：少阳太阴从本治，少阴太阳从标治，阳明厥阴不从标本，从乎中治，阳明之中太阴也太阴阳明为表里而相合，厥阴之中少阳也厥阴少阳为表里而相合。

六气标本之图

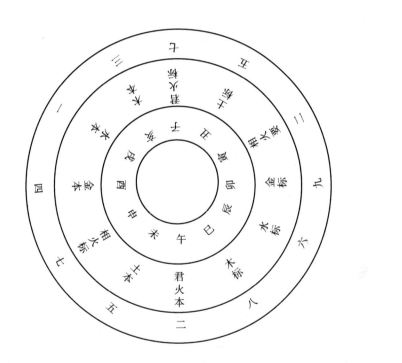

六气之本：少阴午，太阴未，少阳寅，阳明酉，太阳戌，厥阴亥。

歌曰：

子君丑土卯金标，辰水犹偕巳木调。

申相亦原兹数内，余稽正化本然条。

论生成数

圣人立法以推步，盖不能逃其数，观其立数之因，亦皆出于自然。一曰水，二曰火，三曰木，四曰金，五曰土者。以水北方子位，子者阳生之初，一，阳数也，故水曰一。火南方午位，午者阴生之初，二，阴数也，故火曰二。木居东方。东，阳也。三者，奇之数，亦阳也，故木曰三。金居西方。西，阴也。四者，偶之数，亦阴也，故金曰四。土应西南长夏，五者，奇之数，亦阳也，故土曰五。由是论之，则数以阴阳而配者也。

然水生于一，天地未分，万物未成之初，莫不先见于水。以今验之，则草木子实未就，人虫、胎卯①、胚胎，皆水也。岂不以水为一？及其水之聚，而形质莫不备，阴阳之气在中而后成。故物之小而味苦者，火之兆也。物熟则甘，土之味也。甘极则反淡。淡，本也。然人禀父母阴阳生成之化，故先生二肾，左②肾属水，右肾属火，则火因水而后见，故火次二。盖草木子实，大小虽异，其中皆有两以相合者，与人肾同，亦阴阳之兆。是以万物非阴阳合体，则不能生化也；既阴阳合体，然后有春生而秋成，故木次三，金次四。盖水有所属，火有所藏，木有所发，金有所别，莫不皆因土而后成。故金、木、水、火、土之

---

① 卯：诸本同，疑"卵"之形讹。

② 原字不清，据石竹山房本补。

成数，皆兼土数五也。水六火七木八金九，土常以五之生数，不可至十者，土不待十以成，是生成之数，皆五以合之，则万物岂能逃其数哉？

三阴三阳正化者，从本生数；对化者，从标成数。五运之纪，则太过者，其数成；不及者，其数生。各取其数之生成多少，以占政令气化胜复之交作，盖明诸用也。

五行生成数图

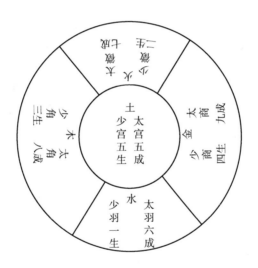

歌曰：

一生六水兮二生七火，三生八从来木为佐，

四生九金乡土生五穷，缘无成数十难坐。

五运不及生可推，若逢太过成必随，

六气生用验正化，成参对化更无疑。

论五天五运之气

天分五气，地列五行，五气分流，散于其上，经于列宿，下合方隅，则命之以为五运。

丹天①之气，经于牛女奎壁②四宿之上，下临戊癸之位，立为火运。

黅天之气，经于心尾角轸四宿之上，下临甲己之位，立为土运。

素天之气，经于亢氐昴毕四宿之上，下临乙庚之位，立为金运。

玄天之气，经于张翼娄胃四宿之上，下临丙辛之位，立为水运。

苍天之气，经于危室柳鬼四宿之上，下临丁壬之位，立为木运。此五气所经二十八宿与十二分位相临，灼然可见，因此以纪五天而立五运也。戊为天门乾之位也，己为地户巽之位也。自房至毕十四宿为阳，主昼；自昴至心十四宿，为阴，主夜，通一日也。

若以月建法论之，则立运之因，又可见也。盖丙者，火之阳，建于甲己岁之首，正月建丙寅，丙火生土，故甲

---

① 丹天：与下文"黅天"、"苍天"、"素天"、"玄天"皆为五色之云气，丹赤，黅黄，苍青，素白，玄黑。

② 牛女奎壁：此四者与下文"心尾角轸"、"亢氐昴毕"、"张翼娄胃"、"危室柳鬼"皆为二十八星宿的名称。

己为土运。戊者，土之阳，建于乙庚岁之首，正月建戊寅，戊土生金，故乙庚为金运。庚者，金之阳，建于丙辛之首，正月建庚寅，庚金生水，故丙辛为水运。甲者，木之阳，建于戊癸岁之首，正月建甲寅，甲木生火，故戊癸为火运。壬者，水之阳，建于丁壬岁之首，正月建壬寅，壬水生木，故丁壬为木运。是五运皆生于正月建干，岂非日月岁时相因而制用哉？

一说自开辟来，五气秉承元会运世①，自有气数，天地万物所不能逃。近世当是土运，是以人无疾而亦痰，此与胜国时多热不同_{胜国时火运}。如俗称杨梅疮，自南行北，人物雷同。土湿生霉_梅，当曰霉疮。读医书五运六气，南北二政，岂独止于一年一时，而顿忘世运会元②之统耶？

人旅寓北方，夏秋久雨，天行咳嗽、头痛，用益元散。_{活石③六两，甘草一两}，姜葱汤调服，应手效。日发数十斤。此盖甲己土运，湿令痰壅肺气上窍，但泄膀胱下窍而已，不在咳嗽例也。

戊年楚地春瘟，人不相吊，予以五瘟丹投泉水，率童子分给，日起数百人。五瘟丹，乙庚年黄芩为君，丁壬山

---

① 元会运世：北宋邵雍计算历史年代的单位。一元十二会，一会三十运，一运十二世，一世三十年，故一元之年数为一十二万九千六百年。见《皇极经世书》。

② 世运会元：诸本同，疑“元会运世”之误。

③ 活石：诸本同，“滑石”之误。

栀为君，丙辛黄柏为君，戊癸黄连为君，甲己甘草梢①为君。为君者多一倍也。余四味与香附、紫苏为臣者，减半也。七味生用，为末。用大黄三倍，煎浓汤去渣，熬膏和丸，如鸡子大，朱砂、雄黄等分为衣，贴金箔，每用一丸，取泉水浸七碗，可服七人。

丹溪曰：小儿痘，陈文仲②用木香散、异攻散温热之药，多因立方之时，乃值运气寒水司天，在泉时令又值严冬大寒，为因寒气郁遏，疮不红绽，故用辛热之剂发之。今人不分时令寒热，一概施治，误人多矣。

一人年四十五，平生瘦弱血少，值庚子年岁金太过，至秋深燥金用事，久晴不雨，得燥症。皮肤拆裂，手足枯燥，搔之屑起，血出痛楚，十指甲厚，反而莫能搔痒。予制一方，名生血润肤饮。用归、芪、生熟地、天麦二门冬、五味、片芩、瓜蒌仁、桃仁泥、酒红花、升麻，煎服十数贴，其病如脱。大便结燥，加麻仁、郁李仁。后治十数人皆验。

经天五运之图

五天气立运

五行之气散流于天之五方，纪于五天，因此而命名立运。

歌曰：

---

① 梢：诸本同。原作"稍"，据中药名改。
② 陈文仲：金、南宋间儿科医家，撰有《小儿痘疹方论》。

金素亢氏昂毕前，水玄张翼娄胃悬，

木苍危室柳鬼宿，火丹牛女奎壁边，

土黅心尾角轸度，下临_{此是}运位上经天。

十干起运化气歌

甲己土运乙庚金，丁壬之岁木当临，

丙辛化气常居水，戊癸须将火察寻。

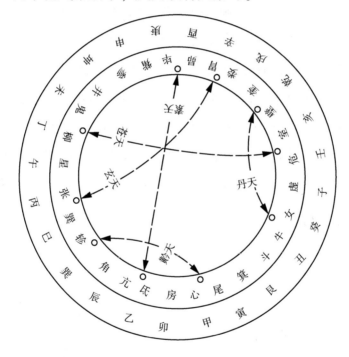

十干所化五行，由五天气各临其位而生化。或谓十二生肖中，惟龙善变属辰。每位自建寅，干支数至三，遇辰随所属化之_{如甲寅至丙辰化水，丙寅至戊辰化火}。或谓甲刚木克己柔土为夫妇成土；乙柔木嫁庚刚金成金；丁阴火配壬阳水成木；丙阳火娶辛柔金成水；戊阳土娶癸阴水成火。二说意近似，而理非自然。

论月建

夫十二支为十二月，则正月寅，二月卯是也。甲己之岁，正月建丙寅；乙庚之岁，正月建戊寅；丙辛之岁，正月建庚寅；丁壬之岁，正月建壬寅；戊癸之岁，正月建甲寅，乃用十干建于寅上。观其法，甲子年为首，亦用六十甲子内，初建者先建之，次建者次建之。故丙寅为初，戊寅为次，依先后循而转之可见也。前六十甲子纳音图中立位既终，复转于其上，以终其纪者明矣。建时贴用日干同法，若五运阴年不及之岁，大寒日交初气，其日时建干与年干合者，谓之干德符，当为平气，非过与不及也。略举此以明其用而已。

月建图

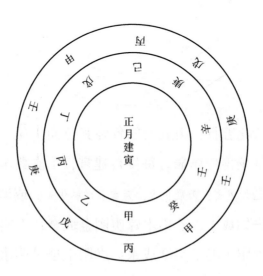

歌曰：

甲己丙为寅，余年更酌斟，乙庚当起戊，

辛丙向庚寻，戊癸先生甲，丁壬复建壬。

甲己岁正月建丙，丙火生甲己土，余以类推，则立运理皆相合，其逐岁月干德符用此例起。

论五音建运

五音者，五行之声音也。土曰宫，其位甲己之岁。宫，土也，中和之道，无往而不理。又总堂室奥阶而谓之宫，所圖①不一。盖土亦以通贯于金、木、水、火，王于四季，荣于四脏，皆总之之意，故五运从十干起，甲为土也，土生金，故乙次之，金生水，故丙次之。如此五行相生而转。甲为阳，乙为阴，亦相间而数，如环无端，在阳年曰太，在阴年曰少。阳年太过为司天所抑，阴年不及为年支所合，皆曰平气。

金曰商，其位乙庚之岁。商，强也，谓金性之坚强也。

水曰羽，其位丙辛之岁。羽，舒也，阳气将复，万物孳育而舒生也。

木曰角，其位丁壬之岁。角，触也，象诸阳气触动而生也。

火曰徵，其位戊癸之岁。徵，止也，言物盛则止也。

---

① 圖：诸本同，疑"围"之讹。

五音建运图

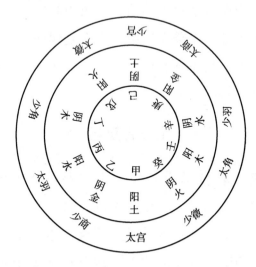

五音建运歌

羽水音兮徵火音，土宫角木及商金，

年干建运阴阳位，太是其阳少是阴。

论纪运平气

十干之中，五阴五阳也，立为五运。太过不及，互相乘之，其不及之岁，则所胜者来克，盖运之虚故也，则其间自有岁会、同岁会，亦气之平。外有年辰相合，及交气日时干相合，则得为己助，号曰平气。乃得岁气之平，其物生脉应，皆必合期，无先后也。圣人立名以纪之。假令辛亥岁水运，当云平气。何也？辛为水运阴年，遇亥属北方水，相佐则水气乃平。假令癸巳年火运，亦曰平气，何也？癸为火运阴年，巳属南方火，相佐则火气乃平。又每年交初气于年前大寒日，假令丁亥年交司之日，遇日朔与壬合，名曰干德符。符者，合也，便为平气。若交司之时遇壬，亦曰干德符。除此交日初气时之后相遇，皆不相济也，余皆仿此。所谓合者，甲己合，乙庚合，丙辛合，丁壬合，戊癸合是也。又阴年中，若逢月干皆符合相济，若未逢胜而见之干合者，亦为平气。若行胜已后行复毕，逢月干合者，即得正位。故平气之岁，不可预纪之。十干之下，列以阴阳年而纪者，此乃大概设此，庶易知也。平气纪须以当年之辰日时，依法推之。是以。

太角岁曰发生太过；少角岁曰委和不及；正角岁曰敷和平气。

太徵岁曰赫曦太过；少徵岁曰伏明不及；正徵岁曰升平①平气。

太宫岁曰敦阜太过；少宫岁曰卑监不及；正宫岁曰备化平气。

太商岁曰坚成太过；少商岁曰从革不及；正商岁曰审平平气。

太羽岁曰流衍太过；少羽岁曰涸流不及；正羽岁曰静顺平气。

各以纪之也，气之平则同正化，无过与不及也。又详太过运中，有为司天之气所抑者，亦为平气，则赫曦之

---

① 升平：《素问·五常政大论》作"升明"。

纪，寒水司天二年_{戊辰、戊戌}；坚成之纪，二火司天四年_庚
_{子、庚午、庚寅、庚申}，皆平气之岁也。

纪运太过不及平气之图

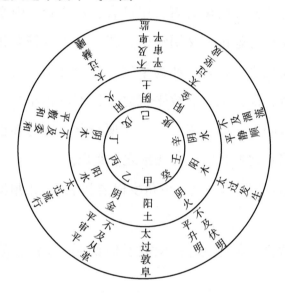

歌曰：

发生委和敷和角，赫曦伏明升明徵，

敦阜卑监备化宫，流衍涸流静顺①羽，

坚成从革审平商，太过不及平气纪。

每句三位，初太过，次不及，末平气。

论太少气运相临同化

其运其气，或太或少，乃轮主岁时而更盛更衰也。上

---

① 静顺：原作"顺静"，据《素问·五常政大论》乙转。图中亦仿此。

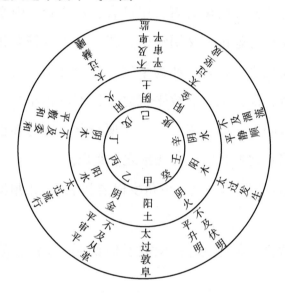

达于天，则有五星倍减之应；下推于地，则有五虫耗育之验。其五谷、五果、五味、五色之化类，岂有一岁而无者？惟成熟有多少，色味有厚薄耳。盖金、木、水、火、土并行其化，互有休、囚、旺、相不同，遇阳年则气旺而太过，遇阴年则气衰而不及。太过己胜，则欲齐其所胜之化；不及己弱，则胜者来兼其化。太过岁谓木壬，齐金化金庚，齐火化火戊，齐水化水丙，齐土化土甲。齐木化也。不及岁谓木丁，兼金同化金乙，兼火同化火癸，兼水同化水辛，兼土同化土己，兼木同化也。其司天与运相临，间有逆顺相刑相佐，司天则同其正，抑运则反其平。如是五气平正，则无相凌犯也。

太过之岁，五运各主六年，乃五六三十阳年也。太角谓六壬年，逢子午寅申二火司天壬子壬午壬寅壬申，则木运为逆者，火居其上也子居父位，居其上为逆。太徵谓六戊年，或逢寒水司天，正抑其火，乃为平气之岁，上羽与正徵同也戊辰戊戌正徵戊午之类。太宫谓六甲年也。太商谓六庚年也，内逢子午寅申二火司天，正抑其金，复为平气之岁，上徵与正商同也庚子庚午庚寅庚申正商乙酉之类，逢辰戌水司天为逆庚辰庚戌，水乃金之子也，居上为逆。太羽谓六丙年也。

不及岁五运各主六年，乃五六三十阴年也。少角谓六丁年也，逢巳亥木司天，为运气得助，上角同正角也丁巳丁亥正角丁卯之类。逢卯酉金司天，与运兼化，上商同正商也丁卯丁酉。逢丑未土司天，以木不及金兼化，则土得其政，上宫同正宫也丁丑丁未正宫己未之类。少徵谓六癸年也，内逢卯酉金司天，以火不及水兼化，则金得其政，上商同正商也癸卯癸酉。少宫谓六己年也，内逢丑未土司天，为运得其助，上宫同正宫也己丑己未。逢巳亥木司天，与运兼化，上角同正角也己巳己亥。少商谓六乙年也，内逢卯酉金司天，为运得其助，上商同正商也乙卯乙酉。逢巳亥木司天，以金不及，火兼化，则木得其政，上角同正角也乙巳乙亥。少羽谓六辛年也，逢丑未土司天，与运兼化，上宫同正宫也辛丑辛未。内言上者，乃司天之令，其五太、五少岁所纪不同者，盖遇不遇也。如君火、相火、寒水，常为阳年司天，湿土、燥金、风木，常为阴年司天。然六十年中，各有上下临遇，或司天胜运，或运胜司天，或运当太过，不务其德而淫胜其所不胜，或运当不及，而避其所胜，不兼其化。其他太乙天符、岁会、同天符、同岁会，已具他篇，不复赘也。

经曰：气相得则和。乃木火相临，金水相临，水木相临，火土相临，土金相临，皆上生下，司天生运，故曰相得。

不相得则病。乃木土相临，土水相临，水火相临，火金相临，乃上克下，司天克运，为不相得则病。

土临火，火临木，木临水，水临金，金临水①，乃运

———

① 水：诸本同，为"土"之讹。

生司天，以下临上为逆，故病亦微。又如木居金土位，火居金水位，土居水木位，金居火木位，乃运克司天，或司天克运，如是者，为不相得，故病甚也。

五运太少齐同化图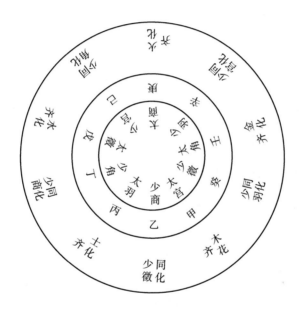[①](#)

五运齐化歌

五行太过名齐化，凡遇阳年即可推，

胜己若临逢我旺，彼虽克我我齐之。

齐，如木欲齐金是也。

五运兼化歌

五行不及为兼化，年值阴兮候用占，

---

① 五运太少齐同化图：原标题及图位于本篇末，今据目录置于篇首。

我气已衰行正令，其间胜己必来兼。

兼，谓强者兼弱而同化，如水兼火是也。

逐年平气歌

平气细将推，非惟不及时，

阳年天抑运，阴运合年支。

假令戊辰阳年，火太过而水司天，抑之乃平；癸巳阴年，火不及，而巳属火，得其佐亦平。

五运太过胜己司天抑平之歌

上羽正徵同，戊火逢气水，

上徵正商同，庚金火气是。

上正谓岁逢过不及，以本运太少音为正，司天音为上，或司天胜其正化，亦同于正，非音有上正也。此己太过，胜己在上抑平之，故上音与正音同。

五运不及己所合司天助运歌①

上角同正角，丁运木司天，

上宫同正宫，己运土气悬，

上商同正商，乙运金气焉。

己所合，在上助己。故上音同己。

音运不及胜己司天兼化歌

木气运逢己，上角同正临，

---

① 歌：原脱"歌"字，据下文体例补。

土气运逢辛，上宫同正侵，

金气运逢丁，上商同正寻。

胜己在上兼化，故正音从司天。

音运不及胜己司天得政歌

上角缘何同正角，火兼乙化木司时，

上宫而以同正宫，金兼丁化土气司，

上商必然同正商，水兼癸化金司之。

己不及，复为胜己所制。遇不胜己，在上得政。己全弱，故正宫亦从司天。

论五行胜复

或曰：元丰四年，岁在辛酉，阳明司天为上商，少阴在泉为下徵，天气燥，地气热，运得少羽，岁水不及，所谓涸流之纪，而反河决大水，何也？曰：少角之岁，木不及，侮而乘之者，金也。金不务德，故以燥胜风时，则有白露早降，收气早行，其变为肃杀，其灾为苍陨，名为少角，而实与太商之岁同。

少徵之运，岁火不及，侮而乘之者，水也。水不务德，故以寒胜热时，则寒雾凝惨，地积坚冰，其变为凓冽，其灾为霜雹，名为少徵，而实与太羽之岁同。

少宫之运，岁土不及，侮而乘之者，木也。木不务德，故以风胜湿时，则有大风飘暴，草偃砂飞，其变为振发，其灾为散落，名为少宫，而实与太角之岁同。

少商之运，岁金不及，侮而乘之者，火也。火不务德，故以热胜燥时，则有火炎焦稿①，炎赫沸腾，其变为销烁，其灾为燔炳，名为少商，而实为②太徵之岁同。

少羽之运，岁水不及，侮而乘之者，土也。土不务德，故以湿胜寒时，则有泉涌河衍，涸泽生鱼，其变为骤注，其灾为霖溃，名为少羽，而实与太宫之岁同。

通乎此，则知岁在涸流之纪，而河决大水，则可以类推之也。非徒如是而已。天地之间，或得其冲气而生，或触其乖气而夭，未有能逃乎五行者也。所谓冲气者，不相胜复而已。所谓乖气者，胜复更作而已。方其乖气之争，狼戾已形，忿怒已萌，处乎此而求胜乎彼也，虽有强刚勇悍之气，又岂能常胜哉？故已有复之者，伺乎其后矣。

是故木胜则金复以救土，而名木不荣；火胜则水复以救金，而冰雹乃零；土胜则木复以救水，而倮虫③不育；金胜则火复以救木，而流水不冰；水胜则土复以救火，而黅④谷不登。夫暴虐无德者，灾反及之，侮而乘之者，侮反受邪，出乎尔者反乎尔，未有胜而不复者也。胜之微者，复亦微；胜之甚者，复亦甚。其犹空谷之响乎尔。故

---

① 稿：诸本同，"槁"之讹。

② 为：诸本同，疑"与"之讹。

③ 倮（luǒ 裸）虫：无羽毛鳞甲蔽身动物的总称。

④ 黅（jīn 今）：黄色。

曰：五运之气，犹权衡也。高者抑之，下者举之，化者应之，胜者复之，化者应之①，气之平也，五气之相得也。胜者复之，气之不平也，五气之相贼也。气平而相得者，所以道其常；气不平而相贼者，所以观其变。

古之明乎此而善摄生者，何尝不消息盈虚，以道御神也！无失天信，无逆气宜。抑其有余，而不翼其胜；助其不胜，而不赞其复。是以喜怒悲忧恐，有所一而莫能乱。精神魂魄意，有所养而莫能伤。春风、秋雨、冬凉、夏暑，虽天道之屡变，如凶荒札瘥，岂能成其患哉？

论胜复

运有盛衰，气有虚实，更相迎随，以司岁也。故经曰：有余而往，不足从之；不足而往，有余从之者，此也。故运互有太少胜复之变作矣。太过则先天时化以气胜实，故不胜者受邪。不及则后天时化以气衰虚，故胜己者来克。被克之后，必待时而复也。行复于所胜，则己不可前，故待得时，则子当旺，然后子为母复仇。如木运少角岁，金清化来胜，则子火为复复亦胜也，火反胜金，故曰胜复同也，反热化胜金也。火运少徵岁，水寒化来胜，则子土为复，反湿化胜水也。土运少宫岁，木风化来胜，则子金为复，反清化胜木也。金运少商岁，火热化来胜，则子水

---

① 化者应之：诸本同，据《素问·气交变大论》，为衍文。

为复，反寒化胜火也。水运少羽岁，土湿化来胜，则子木为复，反风化胜①土也。故言胜复同者此也。

《玄珠》② 论六气有正化、对化之司，若正司化令之实甚，则胜而不复；对司化令之虚微，则胜而有复。胜甚则复甚，胜微则复微，所谓邪气化日也言六气胜甚复甚，胜微复微。如是气不相得，则邪气中人而疾病矣。然天地之气，亦行胜复。故经曰：初气终三气，天气主之，胜之常也；四气尽终气，地气主之，复之常也。盖胜至则复，复已而胜，故无常气，乃止复而不胜，则是生气已绝，故曰伤生也。又岁气太过，则不胜者受邪，若得其实，而反欺侮其所不胜己者。运不及，所胜者来克，乘气之虚，又为不胜己者凌侮，如是终必受邪，以元非胜己之气，必自伤也。故经曰：侮反受邪，此之谓也。如是不一，则在气候以别之也。

运化先后天歌

运化宜精别，其行气后先，

后天从不及，太过主先天。

气有余，先天时而至行化；

气不足，后天时而至行化。

运化胜复同图

运化胜复同歌

---

① 化胜：原作小字，据上文意改大字。

② 玄珠：唐代王冰所撰《素问六气玄珠密语》一书的简称。

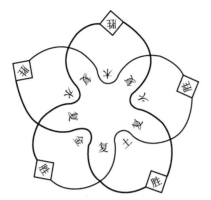

胜复同兮不及年，运衰胜己必加愆。

母仇子旺还当复，子化随时反胜焉。

如丁年木不及，金清化来胜，则子火为复，反热化胜金，余仿此。

卷之二

论六十年客气

司天在泉四间气纪步，各主六十日八十七刻半。客行天令，居于主气之上，故有温凉、寒暑、蒙暝、明晦、风雨、霜雪、电雹、雷霆不同之化。其春温、夏暑、秋凉、冬寒四时之正令，岂能全为运与气所夺？则当其时，自有微甚之变矣。布此六十客气列于主位之下者，使知其气之所在之大法也。其天符、岁会、平气、支干、逆顺，气与运相生、相克，客胜、主胜、灾化、分野、交时先后、淫胜郁复、嘉祥灾变，各各不同。而六气极则过亢，灾害生矣。故气极则反，由是所承之气居下以乘之，经所谓"相火之下，水气承之①"是也。又有中见之气从之，经所谓"少阳之上，火气治之，中见厥阴②"是也。盖阳极则阴生，阴极则阳生，斯五行相济之妙用也。其中见者，乃手足经六合脏腑相乘之化是也，在天地间气自应之矣。

论天地六气图在主气客气文内

五行阴阳之气以布八方。盖天气降而下，地气迁而

---

① 相火之下，水气承之：语见《素问·六微旨大论》。
② 少阳之上，火气治之，中见厥阴：语见《素问·六微旨大论》。

上。地之气静而常，天之气动而变。其六气之源则同，六气之绪则异，何哉？盖天地之气始于少阴而终于厥阴。经曰：少阴所谓标，厥阴所谓终是也。地之气始于厥阴木，而终于太阳水。经曰：显明之右，君火之位是也。故天之六元气反合地十①支，以五行正化对化为其绪，则：

少阴司子午、太阴司丑未、少阳司寅申、阳明司卯酉、太阳司辰戌、厥阴司巳亥，天气终始之因如是而已。

地之六气反合天之四时，风热暑湿燥寒为绪，则：

厥阴风木主春，少阴君火主春末夏初，少阳相火主夏，太阴湿土主长夏，阳明燥金主秋，太阳寒水主冬，地气终始之因如是而已。

经曰：天有阴阳，地亦有阴阳者，乃上下相临也。天气动而不息，故五岁而右迁。地气静而守位。天气不加于君火，则五岁而余一气，右迁相火之上，以君火不立岁故也。地之纪五岁一周，天之纪六期一备。五岁一周，则五行之气遍。六期一备，则六气之位周。与干加支之绪小同，取阴阳相错，上下相乘，毕其纪之之意也。以五六相合，故三十年一纪，则六十年矣。

---

① 十：诸本同，其下疑脱“二”字。

交六气时日图

歌见六气迁移加临图内。

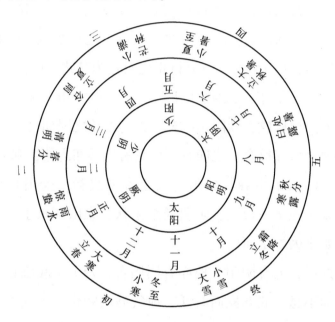

论主气

地气静而守位，故春温、夏暑、秋凉、冬寒为岁岁之常令，四时为六气之所主也。厥阴木为初气者，方春气之始也。木生火，故少阴君火、少阳相火次之；火生土，故太阴土次之；土生金，故阳明金次之；金生水，故太阳水次之，皆相生而布其令，莫不咸有绪焉。木为初气，主春分前六十日有奇奇八十七刻半，自斗建丑①至卯之中，天度

————————————

① 丑：诸本同。据下文推算，其后脱"正"字。

至此，风气乃行也。君火为二气，主春分后六十日有奇，自斗建卯正至巳之中，天度至此，暄淑乃行也。相火为三气，主夏至前后各三十日有奇，自斗建巳正至未之中，天度至此，炎热乃行也。土为四气，主秋分前六十日有奇，自斗建未正至酉之中，天度至此，云雨乃行，湿蒸乃作也。金为五气，主秋分后六十日有奇，自斗建酉正至亥之中，天度至此，清气乃行，万物皆燥也。水为六气，主冬至前后各三十日有奇，自斗建亥正至丑之中，天度至此，寒气乃行也。六气旋相，以成一岁之主气也。天之六气之客，每岁转居于其上，以行天令者也。是故当其时而行变之常也，非其时而行变之灾也。如春行夏秋冬之令，冬行春夏秋之令，此客加主之变也。故有德化政令之常，有暴风疾雨迅雷飘电之变。冬有烁石之热，夏有凄风之清。此无他，天地之气胜复郁发之致也，此则五气丽乎太过不及之征耳。

论客气

六[①]气分上下左右而司天令，十二支分节令时日而司地化。上下相召，而寒、暑、燥、湿、风、火与四时之气不同者，盖相临不一使然也。六气司于十二支，有正对之化。厥阴司于巳亥，谓厥阴木也，木生于亥，故正化于

---

① 六：原字缺损，据石竹山房本补。

亥，对化于巳也。卯虽为正木之分，乃阳明金对化也，所谓从生而顺于巳。少阴司于子午，谓少阴为君火尊位，正得南方离位，故正①于午，对化于子也。太阴司于丑未，谓太阴为土，土属中宫，寄于坤位，西南而居未分，故正化于未，对化于丑也。少阳司于寅申，谓少阳相火，位卑于君火，虽有午位，君火居之，火生于寅，故正化于寅，对化于申也。阳明司于卯酉，谓阳明为金，酉为西方属金，故正化于酉，对化于卯也。太阳司于辰戌，谓太阳为水，虽有子位，以为君火对化，水乃伏土中，即六戊天门戌，六己地户辰是也，故水虽上②用，正化于戌，对化于辰也。此天之阴阳合地之十二支，动而不息者也。

但将年律起当年司天，相对一气为在泉，余气为左右间，用在泉后一气为初之气，主六十日有奇。至司天为三之气，主上半年自大寒日后通主上半年也。至在泉为六气，主下半年自大暑日后通主下半年。经曰：岁半以前天气主之，岁半以后地气主之者，此也天之六气客也。将此客气布于地之六气步位之上，则有气化之异也。经曰：上下有位，左右有纪者，谓司天曰上，位在南方，则面北立左右，乃左西右东也。左③泉曰下位，在北方，则面南立左右，乃左东右西也。故上下而左右殊。经曰：少阳之右，阳明治

---

① 正：诸本同。其后疑脱"化"字。
② 上：诸本同，疑为"土"之误。
③ 左：诸本同。疑"在"之误。

之。乃南面而立，以阅之至也，非论上下左右之位，而与"显明之右，君火治之"之意同。谓南面视^①之，指位而言也。

六气正化对化之图

少阴正化午对化子，太阴正化未对化丑，

少阳正化寅对化申，阳明正化酉对化卯，

太阳正化戌对化辰，厥阴正化亥对化巳。

歌曰：

午火位寅火生同酉金属未土寄，戌水伏天门上亥木生正方由，十二支分半，余皆正化求。

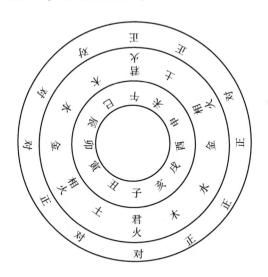

---

① 视：原字模糊，据石山竹房本补。

六气迁移加临之图

交主气时日歌曰：

厥阴之气大寒初，君火春分二上居，

小满少阳三候主，太阴大暑四交诸，

秋分五定阳明位，寒暑终于小雪欤。

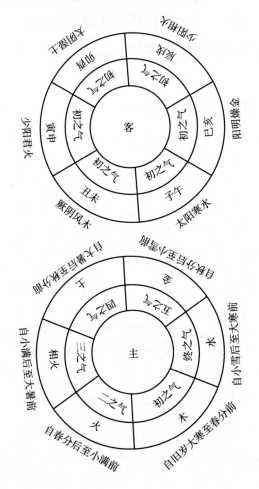

客行天命，有寒暑燥湿风火之化，主当只奉之，客胜则从，主胜

则逆，二①者自以多少为胜，而无复与常胜殊。

四间气之图

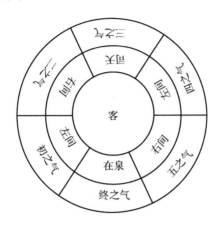

四间

此以客气论之，司天为三气，在泉为终气，余为左右间，司天左为四气，右为二气，在泉左为初气，右为五气。

歌曰：

如推四间居何地，标准司天与在泉，

左四天旁同右二，左初右五列泉边。

六十年主客加临天气

子午初寒切霜雪冰，二风雨虫三暑烘，

四雨霆零走雷电，五温风兮燥寒终。

丑未初虫风二疵疫，雷雨电雹三气中，

---

① 则逆二：三字不清，据石竹山房本补。

四乃炎沸五凉燥，大寒凝冽六之工。

热风时气寅_申初是，二雨三为灾亢攻，

四风雾露五寒早，寒风雨虫六验攻。

卯_酉初风雨二热疫，三发凉风四雨蒙，

凉风雨虫五能致，蛰出不冰应六宫。

瘟疫辰_戌初温凉二，寒热冰雹三所通，

四风雨虫五湿热，寒雪地湿六不空。

巳_亥初雾昧二雨热，热风雨虫三却同，

暴雨溽湿热用四，雨五六蛰不冰穷。

此皆客行天令居上，故有是不同之化。然平气至，必当其期，过不及则先后其候于交气期，各差十三日而应。

六十年气运相临之图

歌曰：

六十年中纪运歌，运克气者为不和，

气如生运名顺化，运被气克天刑多，

小逆见之运生气，气运合则天符过。

小逆如己卯岁，虽金与土相得，然子临父位为逆。

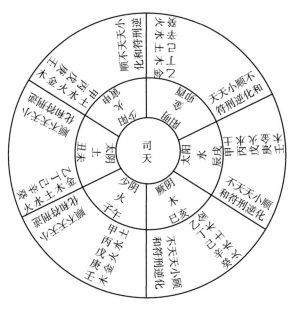

论天符

司天者，司直也。主行天之令，上之位也。岁运者，运动也，主天地间人物化生之气，中之位也。在泉者，主地之化，行乎地中，下之位也。一岁之中，有此上中下三气各行化令，而气偶符会而同者，则同其化，虽无克复之变，则有中病徐暴之异。是谓当年之中，司天之气与中气运同者，命曰天符。符之为言，合也，天符共十二年。而十二年中，又有与当年十二律、五行同者，又是岁会，命曰太乙天符。太乙者，尊之之号也。谓一者天会，二者岁会，三者运会，止有四年，不论阴年阳年，皆曰天符①。

① 天符：诸本同。疑前脱"太乙"二字。

经曰：天符为执法，岁会为行令，太乙天符为贵人。邪之中人，则执法者，其病速而危；行令者，其病徐而持；贵人者，其病暴而死。盖以气令中人则深矣。岁会干律支也，又辰也同，而非天令，言行令者，象方伯^①无执法之权，故无速害病，但执持而矣。

天符之图

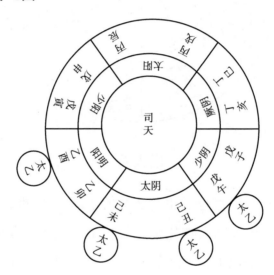

论岁会

夫当年十干建运，与年辰、十二律、五行相会，故曰岁会，气之平也。故不以阴年阳年，乃是取四时正中之月为四直承岁，子午卯酉是也。而土无正位，各寄旺四季之

---

① 方伯：古代诸侯中的领袖之称，谓一方之长。《礼记·王制》载："千里之外设方伯。"

末一十八日有奇，则通论承岁，辰戌丑未是也。外有四年，壬寅皆木，庚申皆金，是二阳年。癸巳皆火，辛亥皆水，是二阴年，是运与年辰相会而不为岁会者，谓不当四年正中之令故也。除二阳年，则癸巳辛亥二阴年，虽不明岁会，亦上下五行相佐，皆为平气之岁，物生脉应，皆必合期，无先后矣。岁会八年中，内四年与司天气同，已入太乙天符。

岁会之图

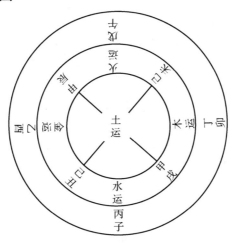

论同天符同岁会

运气与在泉合，其气化阳年曰同天符，阴年曰同岁会。故六十年中，太乙天符四年，天符十二年，岁会八年，同天符六年，同岁会六年，五者离而言之，共三十六年。合而言之，止有二十七年。经言二十四岁者，不言岁会也。变行有多少，病形有微甚，生死有早晏，按经推步，诚可知也。

同天符同岁会图

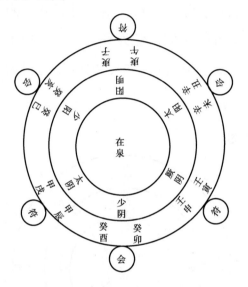

天符太乙天符岁会同天符同岁会总歌

司天与运及年支，三位相参太乙符；

运合年支名岁会，土土之年辰辰四正必同途；

在泉合运阴同岁，阳则同天符可呼；

惟有天符何意取，司天合运是其区。

符，合也。太乙，尊之之号。惟辰戌丑未寄位子午卯酉四正位，主岁会者，余不当正中之令，故耳。邪之中人，太乙暴而死，岁会徐而持，天符速而危。

干德符歌①无论无图，读其歌便谙其义，故附录于此。

不及年月干符同，未逢行胜气亦平。

行胜已后行复毕，本气即得正位行。

年前大寒交初气，其日干合年干位，

交气时干或合之，二者皆为平气至。

如丁酉岁木运不及，当金行胜。正月建壬，与丁合，此未逢胜。己卯岁土不及，当木行胜，金行复至。九月建甲，与己合，土乃迁位，此行胜已后，亦行复已毕也。年日时，除交初气，余虽相遇不相济，今谓甲己合之类是也。

论手足经

经言人五脏十二节，皆通乎天气者，乃论手足经三阴三阳也。其十二经外循身形，内贯脏腑，以应十二月，即十二节也。五脏为阴，六腑为阳，一阴一阳，乃为一合，即六合也。夫少阴之经主心与肾二脏者，盖心属火，而少阴冬脉，其本在肾。又君火正司于午，对化于子，是以肾脏亦少阴主之。五脏为阴，不可言阳。水随肾至，故太阳为腑，则手太阳小肠、足太阳膀胱也。太阴之经主脾与肺二脏者，盖脾属阴土，而太阴阴脉在肺，又土生金，子随母居，故肺太阴主之。金随肺至，故阳明为腑，则手阳明大肠、足阳明胃也。厥阴之经主肝与心包络二脏者，盖肝

---

① 歌：原脱此字，据目录补。

属木，又生火，子随母居，故心包厥阴主之。火随心包而至，故少阳为腑，则手少阳三焦、足少阳胆也。其手足经者，乃手经脉自两手起，足经之脉自两足起也。以十二辰言之，盖阴生于午，阴上生，故曰手经。阳生于子，阳下生，故曰足经，手足经所以纪上下也。又心、肺、心包在上，属手经。肝、脾、肾在下，属足经，亦其意也。脏腑同为手足经，乃一合也。心包非脏也，三焦非腑也。经曰：膻中①者，臣使之官，喜乐出焉，在胸主两乳间，为气之海。然心主为君也。三焦者，决渎之官，水道出焉。三焦有名无形，上合于心主，下合于右肾主谒道诸气，名为使者也。

手足经所属之图

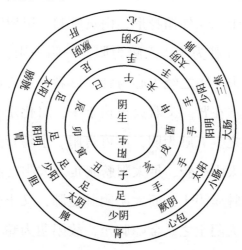

① 膻中：原作"壇中"，据《素问·灵兰秘典论》改。

手足经歌

太阳手小肠足膀胱，阳明手大肠足胃当，

少阳手三焦足胆配，太阴手肺兮足脾方，

少阴手心经足肾部，厥阴手包络足肝乡。

脏腑所属地支歌

子肾午心辰膀胱，丑脾酉肠戌小肠，

未肺巳肝亥包络，卯胃申焦寅胆房。

论六病

厥阴所至为里急、筋缓、缩急、肢痛、软戾①、胁痛、呕泄。

少阴所至为疡疹、身热、恶寒、战栗、惊惑、悲笑、谵妄、衄蔑②、血污。

太阴所至为积饮、痞膈、中满、霍乱、吐下、身重、胕肿、肉泥按之不起。

少阳所至为嚏呕、疮疡、喉痹、耳鸣、呕涌溢、食不下、惊躁、瞀昧、目不明、暴注、瞤瘛、恶病、暴死。

阳明所至为鼽嚏、浮虚、皱揭，尻阴股膝髀腨胻足病。

太阳所至为屈伸不利、腰痛、寝汗、痓、流泄、禁止，此六气之为病也。

---

① 软戾：筋膜挛缩、反张。软，筋膜挛缩；戾，身体屈曲。
② 衄蔑：五官七窍出血。蔑，即衊，血污。

按经旨，则淫胜、郁复、主客、太少皆至其疾，则邪之中人有浅深矣。又在人禀受、冲胃①、畏避而矣。原夫人禀五行之气生，亦从五行之数尽。若起居调养而能避邪安正，无横夭殃矣。然为七情牵于内，六气干于外，由是众疾作而百病生。又况趋逐利名，贪迷嗜欲，劳役辛苦，饥渴醉饱，冲涉寒暑，凌冒风雨，触犯禁忌，碊②贼真灵，如是论之，夭伤之由，岂数之尽也，归咎于己而已。经曰：不知持满，不时御神，务快于心，逆于生乐者，此之谓也。盖天之邪气，感则害人五脏；水谷之寒热，感则害人六腑；燥湿感则害人皮肉筋脉。又喜怒伤气，寒暑伤形，是知病生之变，亦由乎我也。又或乘年之虚，失时之和，遇月之空，则邪甚矣。重感于邪，则病危矣。虽然气运交相临遇，相得则和，不相得则病，或瘟疫时气，一州一县，无问大小皆病者，斯固气运自然，若我之真元气实，起居有时，动作无相冲冒，纵使瘟疫之作亦微。是故圣人有养生修真之术也。或者以为天地五运六气如何人病，盖人之五脏应天地五行阴阳之气，随其卷舒衰旺故也。王冰以为苍天布气尚不越于五行，人在气中，岂不应于天道？故随气运阴阳之盛衰，亦理之自然也，但五运六气为疾而感之者多矣。又经曰：冬伤寒，春病温；春伤风，夏飧泄；夏伤暑，秋痎疟；秋伤湿，冬咳嗽。伤四时

---

① 胃：诸本同，疑"冒"之形讹。

② 碊（jiān 间）：疑"残"之形讹。

之气，皆能为病。又有四方之气不同，为病各异，故经有《异法方宜》之论，以得病之情者是也。又或当岁有病，而非岁气者，亦须原其所感，形症脉候未必尽为运气所作，在工以明之，庶免拘于气运也。

歌曰：

厥阴筋缓缩①里急，缓庚肢胁痛呕泄。

少阴寒热栗疹疡，惊惑悲笑谵衄蔑。

太阴积饮痞满中，身重胕肿霍乱别。

少阳喉痹嚏呕疡，耳鸣涌溢惊躁掣，

暴注瞀昧目不明，瞤瘛恶病暴死灭。

阳明鼽嚏皴揭浮_{虚浮}，尻阴股腨是病切。

太阳寝汗苦屈伸，流泄禁止腰痛折。

论治法

主客之气皆能至其疾，下是主气，上是客气。经曰：木位之主，其泻以酸，其补以辛；厥阴之客，以辛补之，以酸泻之，以甘缓之。火位之主，其泻以甘，其补以咸；少阴之客，以甘泻之，以咸软之；少阳之客，以咸补之，以甘泻之，以咸软之。土位之主，其泻以苦，其补以甘；太阴之客，以甘补之，以苦泻之，以甘缓之。金位之主，其泻以辛，其补以酸；阳明之客，以酸补之，以辛泻之，

---

① 缓（ruǎn 软）缩：筋膜缩短。

以苦泻之。水位之主，其泻以咸，其补以苦；太阳之客，以苦补之，以咸泻之，以苦坚之，以辛润之。此六气主客之补泻也。客胜则泻客补主，主胜则泻主补客，应随当缓当急以治之也。而本经又有六气司天在泉淫胜之治法，有司天在泉反胜之治法，有岁运上下所宜药食之治法，如是不一，各依疾苦，顺其运令，以药石五味调治之。为工者当明其岁令，察其形症，诊其脉息，别其阴阳，依经旨而极救之，何患疾之不差耶？五运之中又有必折其郁气，先取化源之法。《玄珠》以为太阳司天，取九月泻水之源。阳明司天，取六月泻金之源。少阴、少阳司天，取三月泻火之源。太阴司天，取五月泻土之源。厥阴司天，取年前十二月泻木之源，乃用针迎而取之法也。故曰：无失天信，无逆气宜，无翼其胜，无赞其复，是谓主治者此也。盖用之制有法存焉。然病有久新，方有大小，有毒无毒，因宜而制，此用药之大法也。或者以为岁运太角木旺土衰，迎取之，当泻其肝经，而益其脾胃，此非通论也，何哉？岂有人人脏腑皆同者？假如肝元素虚，脾气太盛，遇此太角之运，肝木稍实，脾气得平，方获安和。若便泻肝补脾，所谓实实虚虚，损不足益有余，如此而死者，医杀之耳，是不容其误，盖害人增疾则尤甚也，何则？天下事物之理，益之则迟，而损之则速。若服一药取其效，则缓而微；若食一发病之物，俄顷而知。由是观之，成难毁易，可不谨哉？

六气主客补泻歌

木主酸_收泻辛_散补之，火主甘泻_{取舒缓}咸补_{取柔软}施，

土主苦泻_{取坚燥}甘味_{安缓}补。金主辛泻_{取散}酸补_{取收}为，

水主咸泻_{取软}苦顺_{取坚}是，六气补泻客后随。

辛_{味散}补酸_{味收}泻甘缓_{苦急厥}，甘泻酸收苦缓_{少阴知}，

咸补甘泻咸软相，甘补苦泻甘缓脾，

酸补苦_味泻肺经_{气上逆}施，苦补咸泻于水推，

更以苦坚以辛润_{苦燥}，同极太阳尤其宜。

二火之气虽殊，其用则一。木用辛补，酸泻。经注：辛味散，故补。酸味收，故泻。《校正》①云：自为一义，今未详法，复司气可犯无犯，如夏寒甚，则可热犯热，不甚，则不可犯。

五脏所入之味歌

酸主收之属肝脏，苦坚入心甘缓脾，

辛性味散能调肺，咸则软兮于肾宜。

六气所宜之味歌

咸寒二火木辛凉，甘热当令治太阳，

苦折太阴宜苦热，阳明之味苦温尝。

---

① 校正：指林亿的《新校正》。

论六病①

明阴阳运转之六气，辨南北岁政之尊卑，察主胜客胜之由，审淫胜郁复之变，须在脉，然后为工矣。五运不及，则所胜者来克；五运太过，则不胜者受邪。天地六气，互相临遇，应则顺，否则逆。气相得则和，不相得则病。唯天地胜复之气不形于证者，乃初气终三气，天之胜，四气尽终气，地之复。盖以气不以位，故不以形症观察也，余则当知六脉。故经曰：厥阴之至其脉弦，少阴之至其脉钩，太阴之至其脉沉，少阳之至其脉大而浮，阳明之至其脉短而涩，太阳之至其脉大而长。至而和则平，至而甚则病。至而反者病，至而不至者病，未至而至者病，阴阳易者危，不当其位者病见于他位也，迭易其位者病左见右脉，右见左脉，失守其位者危已脉见于他乡，本官见贼杀之气，故病危，此之谓也。

然人之生也，虽五行备于一身，生气根于内，亦随天地之气卷舒也，何以明之？谓如春脉弦，夏脉洪，秋脉毛，冬脉石是也。夫人感运气而生，亦曰感运气而疾。经曰：逆之则变生，变生则病。物生其应也，气脉其应也，当立岁气以诊别之。《平人气象论》曰：太阳脉至洪大而长；少阳脉至乍数乍疎、乍短乍长；阳明脉至浮大而短。

---

① 病：诸本同。据下文文义，似当作"脉"。

《难经》引此亦论三阴三阳之脉者，乃以阴阳始生之浅深而言之也。六脉者指前厥阴之至其脉弦等，盖言运与气胜复临遇，正当行令，当其司化之时而应，故脉之动不相同。若交气交运时日，及期而见，无相先后、不及太甚，方谓之平。若差之者当知其病也。

论南北政

运用十干起，则君火不当其运也。六气以君火为尊，五运以湿土为尊，故甲己土运为南政。盖土以成数，贯金木水火，位居中央，君尊南面而行令，余四位以臣事之，北面而受令，所以有别也。而人脉应之，甲己之岁二运南面论脉，则寸在南，而尺在北。少阴司天，两寸不应，乃以南为上，北为下，正如男子面南受气，尺脉尝弱①；女子面北受气，尺脉常盛之理同。以其阴气沉下，故不应耳。六气之位，则少阴居中，而厥阴居右，太阴居左，此不可易也。其少阴则主两寸尺，厥阴司天，在泉当在右，故右不应。太阴司天，在泉当在左，故左不应，依南政而论尺寸也。若覆其手诊之，则阴沉于下，反沉为浮，细为大矣。又经曰：尺寸反者死，阴阳交者死。先立其年以知其气，左右应见，然后乃可言死生之逆顺者。更在诊以别其反，详其交，而后造②死生之微也。

---

① 尝弱：诸本同。尝，通常。"常弱"与下文"常盛"对应。

② 造：诸本同。疑"知"之误。

南北政图

歌曰：

土位居南号曰君，火金木水北方臣，

运须湿土起甲己故当尊位，六气仍先君火论。

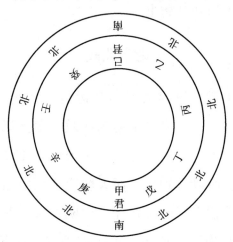

南政司天之图

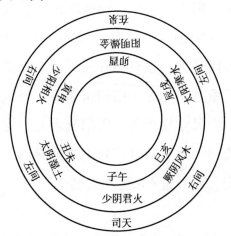

北政司天之图

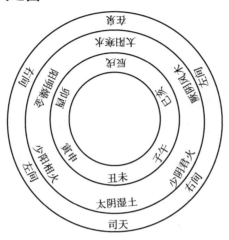

论运气加临尺寸脉候不应交反说

经曰：阴阳交者死。谓岁当阳在左，脉反见右；岁当阴在右，脉反见左，左右交见是谓交。若左独然，或右独然，是不应，非交也。惟寅、申、巳、亥、辰、戌、丑、未八年有之。经曰：尺寸反者，谓岁当阴在寸，而脉反见于尺；岁当阳在尺，而脉反见于寸。尺寸俱反，方谓之反。若尺独然，或寸独然，是不应，非反也。惟子、午、卯、酉四年有之。盖造化之气变常，则气血纷扰而为病矣。经曰：先立其年，以知其气，左右应见，乃可以言死生之逆顺也。举此为例，余岁同法。粗工不知，呼为寒热。攻寒令热，脉不变而热疾已生；制热令寒，脉如是而寒疾又起，欲求其适，安可得乎？夭枉之因，率由此也。凡三阴司天在泉，上下南北二政，或左或右，两手寸尺其脉沉下，沉下不相应者，覆手，则沉为浮，细为大矣。

机按：左右交见，惟寅、申、巳、亥、辰、戌、丑、未八年有之。上下相反，惟子、午、卯、酉四年有之。盖太阴、厥阴主左右，言少阴主寸尺言故也。

尺寸交反死脉

如太阴司天，阴脉岁当见左寸，反见右寸，其右寸本然阳脉，而移左寸，曰阴阳交，交者死。若左独阴脉不见，或右独不见，乃不应阴气，止病而已，尺同。惟寅、申巳、亥、辰、戌、丑、未八年有之。少阴司天，阴脉岁当见两寸，反见两尺，其两尺本然阳脉，而移两寸，曰尺寸反，反者死，尺同。尺寸独义同前，惟子、午、卯、酉四年有之。

歌曰：

左寸交右右交左，右尺交左左交右，

两寸反移两尺居，两尺反移两寸守。

南北政寸尺脉不应图①

不应，谓阴之所在，脉乃沉细不应，本脉也。若复手诊之，则沉为浮，细为大矣。尺寸本无上下，今以上下字言之，以别南北政，司天在泉所主耳。

歌曰：

南政寸上尺居下，北政尺上寸下推，

三阴司天不应上，在泉于下不应之。

太阴须诊左寸尺，厥阴右手寸尺持，

---

① 图：诸本同。原脱，据目录补。

少阴脉兼两寸尺，此理微妙诚难知。

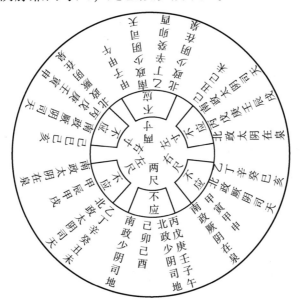

按：脉不应，专指三阴言。然少阴君主也，故主两寸两尺，所以少阴司天，两寸不应；少阴在泉，两尺不应。子之左丑太阴，故太阴司天，左寸不应；太阴司地，左尺不应。子之右亥属厥阴，故厥阴司天，右寸不应；厥阴在泉，右尺不应。但看三阴所在，司天主寸，在泉主尺，不论南政北政，此要法也。

　　一人卧病，医诊左尺不应，以为肾已绝矣，死在旦夕。更医诊之，察色切脉，则面戴阳，气口皆长而弦，乃伤寒三阳合病也。又方涉海为风涛所惊，遂血菀①而神慑，为热所抟，乃吐血一升许，且胁痛，烦渴，谵语。投小柴胡汤，减参，加生地。半剂后，俟其胃实，以承气汤下之而愈。适是年岁运，左尺当不应，此天和脉，非肾绝也。

---

① 菀：古同"蕴"，郁结、郁滞。

五运所化之图①

甲己岁气土化之图

甲	己
岁土太过 是岁泉涌河溢，涸泽亦生鱼，风雨大至十一崩溃，鳞见于陆②	岁土不及
岁运黅③天	岁运黅天
敦阜之纪　　平气备化	卑监之纪　　平气备化
甲岁南政	己岁南政
太宫之音	少宫之音
岁气雨湿流行，至阴内实，物化克成，其变震惊，飘骤崩溃	岁气风寒大作，雨乃愆期，草木秀而不实
肾水受邪，病则腹痛，清厥体重，甚则足痿不收，脚痛，中满，四肢不举	脾土受邪，病则飧泄，霍乱，体重腹痛
脾土胜肾水，木为水之子，复能克土，则反溏泄，甚则太溪绝者死足内踝后跟骨上动脉中，肾脉也	肝木克脾土，金为土之子，复能克肝木，则反脚④胁暴痛，下引小腹
临辰戌为岁会甲辰甲戌。 下加太阴为同天符。同上	临辰戌未丑为岁会甲辰甲戌己丑己未。 上见太阴为太乙天符⑤己丑己未 下临厥阴己巳己亥，流水不冰，蛰虫来见，民乃康

① 五运所化之图：原脱，据目录补。

② 至十一崩溃，鳞见于陆：原此九字在"岁运黅天"下，现据《素问·气交变大论》承于上文"，"风雨"后。十一，作"土"字。

③ 黅：原作"黄"，据《素问·五运行大论》改。

④ 脚：《素问·气交变大论》作"胸"。

⑤ 太乙天符：原作"太一天符"，据上文改，下仿此。

乙庚岁气金化之图

乙	庚
岁金不及	岁金太过
岁运素天	岁运素天
从革之纪　　平气审平	坚成之纪　　平气审平
乙岁北政	庚岁北政
少商之音	太商之①音
岁气炎火盛行，生气乃用，燥石流金②，涸泉焦草	岁气燥行，天气洁，地气明，阳气随阴，肃杀凋凌③
肺金受邪，病则肩背膂④重，衄血，血便，注下	肝木受邪，病则腹胁痛，目赤，体重，胸痛，胁满，引小腹，耳无闻，甚则喘咳逆气，背、肩、尻、阴股、膝、髀、腨、胻、足痛
心火克肺金，为水⑤金之子，复能克心火，则反心痛，脑痛，延及囟顶痛，发热，口疮，心痛	肺金克肝木，火为木之子，复能及克肺金，则反血溢，心痛，肢⑥胁不可转侧，咳逆，太冲绝者死
临西为太乙天符乙酉，为岁会 上见阳明，为天符乙卯 复则水胜火，寒雨暴至，冰雹雪霜	临西为岁会乙酉⑦ 下见阳明为同天符庚子庚午

---

① 之：原作"少"，诸本同。据上下体例改。
② 燥石流金：《素问·气交变大论》作"燥烁以行"。
③ 凋凌：《素问·气交变大论》作"凋陨"。
④ 膂（lǚ 旅）：脊柱两旁的肌肉。
⑤ 为水：二字当乙转，于义为胜。
⑥ 肢：原作"脚"，据《素问·气交变大论》改。
⑦ 临西为岁会乙酉：诸本同，疑衍。

丙辛岁气水化之图

丙	辛
岁水太过 是岁雨水雪霜不时降，湿气变物。	岁水不及
岁运玄天	玄运①玄天
流衍之纪　　平气静顺	涸流之纪　　平气静顺
丙岁北政	辛岁北政
太羽之音	少羽之音
岁气天地寒凝，其变冰霜雪雹	岁气水泉减，草木茂
心火受邪，病则身热烦躁，阴厥中寒，甚则腹大，胫肿，喘咳	肾水受邪，病则身重，濡泻，肿满，腰膝痛，足痿，清厥，甚则跗肿，肾气不行
肾水胜克心火，脾为火之子，复能克肾，反肠鸣溏泄，甚则神门绝者 死穴在掌后锐骨端，心主脉也	脾土克肾水，木为水之子，复能克脾，则反面色时变，筋肉瞤瘛，膈中痛及心腹
临子为岁会丙子 上见太阳为天符丙戌丙辰	临丑为同岁会辛丑辛未 上见太阴。下见太阳为同岁会，则大寒蛰虫早藏

---

① 玄运：据上文体例，为"岁运"之误。

丁壬岁气木化之图

丁	壬
岁木不及 是岁天地凄怆，日见朦昧，雨非雨	岁木太过
岁运苍天 晴非晴，气惨然，气象凝敛肃杀之甚	岁运苍天
委和之纪　　平气敷和	发生之纪　　平气敷和
丁岁北政	壬岁北政
少角之音	太角之音
岁气燥气乃行，生气不政，凉雨将降，风雪并兴，草木脱荣，物秀而实	岁气风气流行，生气淳化，万物以荣，其变震拉摧拔
肝木受邪，病中清，胠胁满，小腹痛，阳明溏泄	脾土受邪，病食泄，食减，体重，肠鸣，腹痛，胁满
肺金胜肝木，火为木之子，复能克金，则反寒湿，疮疡，痤痱，肿痛，咳血，夏生大热，湿变为躁①，草木槁，下体再生	肝木克脾土，金为土之子，复能胜木，则反胁痛而吐，甚则冲阳绝者死穴在足跗上三寸，骨动脉上去陷谷三寸，胃脉也
上见厥阴为天符丁巳丁亥	
临卯为岁会丁卯 上临阳明，生气失政，草木再荣	临卯为岁会丁卯② 下见厥阴为同天符壬申壬寅

---

① 躁：通"燥"。《老子·四十五章》："躁胜寒"。
② 临卯为岁会丁卯：诸本同，疑衍。

戊癸岁气火化之图

戊	癸
岁火太过 是岁火燔灼，水泉涸，物焦槁	岁火不及
岁运丹天	岁运丹天
赫曦之纪　　平气升明	伏明之纪　　平气升明
戊岁北政	癸岁北政
太徵之音	少徵之音
岁气阴气内化，其变则炎烈沸腾	岁气岁①寒乃盛行，火令不政，物生不长，阳气屈伏，蛰虫早藏
肺金受邪，病则发疟，少气喘咳，血溢，泄泻，胸胁满痛，背膂痛，身热骨痛	心火受邪，病则胸胁膺背痛，郁冒，暴瘖，臂痛
心火胜肺金，水为金之子，复能胜火，反狂妄，泄泻，喘咳，血溢，甚则手太阴太渊绝者死，穴在掌后陷中，肺脉也	肾水胜心火，土为火之子，复能克肾，则反寒中，肠鸣泄注，挛痹，足不任身
临子为太乙天符戊子为天符，戊午为太乙天符 上见少阴少阳为天符戊午戊子戊寅戊申	临卯酉为同岁会癸酉癸卯 下见少阴少阳为同岁会癸卯癸酉癸巳癸亥

---

①　岁：诸本同，疑衍文。

六气所化之图①

子午岁气热化之图

少阴司天			阳明在泉		
初气	二气	三气	四气	五气	终气
厥阴风木	少阴君火	少阳相火	太阴湿土	阳明燥金	太阳寒水
太阳寒水加	厥阴风木加	少阴君火加	太阴湿土加	少阳相火加	阳明燥金加
天时 寒风切冽 雪水冰， 蛰复藏	天时 风雨时寒， 雨生羽虫	天时 大火行， 热气时至， 羽虫静不鸣 也，燕、 百舌、杜 宇②之类	天时 大雨时行， 寒热互作	天时 温气乃至， 初冬尤暖， 万物乃荣	天时 燥寒劲切， 火尚恣毒， 寒暴至
民病 关节禁固， 腰脽痛， 中外疮疡	民病 淋，气郁于 土③而热， 令人目赤	民病 厥热心痛， 寒热更作， 咳喘，目赤	民病 黄疸④， 衄衊，嗌 干，吐饮	民病 康安。伏邪 于春为疟	民病 上肿咳喘， 甚则血溢， 下连小腹， 而作寒中

---

① 六气所化之图：原脱此标题，据目录补。
② 百舌、杜宇：指百舌鸟和杜鹃。
③ 土：《素问·六元正纪大论》作"上"。
④ 疸：《素问·六元正纪大论》作"疸"。

丑未岁气湿化之图

太阴司天			太阳在泉		
初气	二气	三气	四气	五气	终气
厥阴风木	少阴君火	少阳相火	太阴湿土	阳明燥金	太阳寒水
厥阴风木加	少阴君火加	太阴湿土加	少阳相火加	阳明燥金加	太阳寒水加
天时 大风发荣， 雨生毛虫	天时 大火至， 天下疵疾， 以其得位， 君令宣行， 湿蒸相薄， 雨①时降	天时 雷雨电雹， 地气腾， 湿气降	天时 炎热沸腾， 地气升， 天气否隔， 湿化不流	天时 大凉， 霜早降， 寒②及体	天时 大寒凝冽
民病 血溢， 筋络拘强， 关节不利， 身重筋痛	民病 瘟疫盛行， 远近咸若③	民病 身重胕肿， 腹胸满， 感寒湿气	民病 腠理热， 血暴溢， 患疟， 心腹膜胀， 甚则浮肿	民病 皮肤寒	民病 关节禁固， 腰脽痛

---

① 雨：原作"两"，据《素问·六元正纪大论》改。
② 寒：据《素问·六元正纪大论》，其后脱"气"字。
③ 若：原作"苦"，据《素问·六元正纪大论》改。

寅申岁气火化之图

少阳司天			厥阴在泉		
初气	二气	三气	四气	五气	终气
厥阴风木	少阴君火	少阳相火	太阴湿土	阳明燥金	太阳寒水
少阴君火加	太阴湿土加	少阳相火加	阳明燥金加	太阳寒水加	厥阴风木加
天时 热风伤人， 时气流行	天时 时雨至， 火反郁， 风不胜湿	天时 热暴至， 草萎，河干， 大暑炎亢， 湿化晚布， 大旱	天时 凉风至， 炎暑未去， 风雨及时	天时 阳乃去， 寒乃来， 雨乃降， 刚木早凋	天时 地风正， 寒风飘扬， 万物反生， 寒气至， 雨生鳞虫
民病 湿气拂于上， 血溢目赤， 咳逆， 头痛， 血崩， 胁满痛， 皮肤生疮	民病 热郁， 咳逆吐， 胸臆不利， 头痛身热， 昏愦， 脓疮	民病 热病，聋瞑， 血溢，脓疮， 咳逆，衄①， 发渴，喉痹， 目赤， 善暴死	民病 民气和平， 身重中满， 脾寒泄泻	民病 民避寒邪， 君子周蜜②， 病则骨痿， 目赤痛	民病 关节不禁， 心腹痛， 阳气不藏

---

① 衄：原作"钮"，疑"衄"之误，故改。

② 蜜："密"之形讹。下同。

卯酉岁气燥化之图

阳明司天			少阴在泉		
初气	二气	三气	四气	五气	终气
厥阴风木	少阴君火	少阳相火	太阴湿土	阳明燥金	太阳寒水
太阴湿土加	少阳相火加	阳明燥金加	太阳寒水加	厥阴风木加	少阴君火加
天时 阴始凝， 气始肃， 水乃冰， 寒雨化， 花开迟	天时 臣居君位， 大热早行	天时 燥热交合， 凉风间发	天时 早秋， 寒雨害物	天时 春令又行， 草木盛， 生雨， 生介虫	天时 气候反温， 蛰虫出现， 流水不冰， 此下克上
民病 热胀面肿， 鼽衄，欠嚏， 呕吐， 小便赤， 甚则淋	民病 疫疠大至， 善暴死	民病 上逆下冷， 疟痢， 心烦不食	民病 暴仆振栗， 妄言少气， 咽干引饮， 心痛膺肿， 疮疡寒疟， 骨痿便血	民病 气和， 热行包络， 面①浮上壅	民病 伏邪湿毒， 季春发疫

---

① 面：原作"面面"，据《素问·六元正纪大论》，衍一"面"字，故
删。

辰戌岁气寒化之图

太阴在泉			太阳司天		
初气	二气	三气	四气	五气	终气
厥阴风木	少阴君火	少阳相火	太阴湿土	阳明燥金	太阳寒水
少阳相火加	阳明燥金加	太阳寒水加	厥阴风木加	少阴君火加	太阴湿土加
天时 气早暖， 草早荣， 瘟疫至	天时 大凉反至， 草乃遇寒， 火气遂抑	天时 寒热不时， 寒气间至， 热争， 水①雹	天时 风湿交争， 雨生倮虫， 木盛生风， 暴风雨摧拔	天时 湿热而寒， 客行主令	天时 地气正，湿 令行，凝阴 寒雪
民病 瘟疫，身热， 头痛，呕 吐②，疮疡	民病 气郁中满， 风肿	民病 寒反热中， 痈疽，注下， 心热闷瞀， 胃逆，吐利， 不治者 也，死	民病 大热少气， 足痿， 注下赤白， 血滞成痈	民病 气舒， 病则血热妄 行，肺气痈	民病 病乃凄惨， 孕死， 脾受湿， 肺旺肾衰

---

① 水：疑"冰"之误。

② 吐：原字迹模糊，据石竹山房本补。

巳亥岁气风化之图

厥阴司天			少阳在泉		
初气	二气	三气	四气	五气	终气
厥阴风木	少阴君火	少阳相火	太阴湿土	阳明燥金	太阳寒水
阳明燥金加	太阳寒水加	厥阴风木加	少阴君火加	太阴湿土加	少阳相火加
天时 寒始肃， 客行主令， 杀气方至	天时 寒不去， 霜雪冰， 杀气施化， 草焦， 寒雨数至	天时 风热大作， 雨生羽虫	天时 热气反用， 山泽浮云， 暴雨溽湿	天时 燥湿足①胜， 沉阴乃布， 风雨②乃行	天时 畏火司令， 阳乃火化， 蛰虫出现， 流水不冰， 地气大发， 草乃生
民病 寒居右胁， 气滞， 脾虚胃壅	民病 热中，气 血不升降	民病 泪出，耳鸣， 掉眩	民病 心受邪， 黄疸而为 跗肿	民病 寒气及体， 肺受风， 脾受湿， 发为疟	民病 瘟疠， 心肾相制

① 足：据《素问·六元正纪大论》，当作"更"。
② 风雨：原作"雨雨"。据《素问·六元正纪大论》改。

六气主病治法例

风胜燥制火并汤

天南星二两半　北桔梗七钱半　小栀子一①两，取仁。以上三味入太阴肺经，助燥化制其风　川黄连八钱五分。此一味入少阴心经，泻火抑母之甚。母者，木也，此实则泻子也　青皮二钱半，引诸药至风胜之地　防风三钱，去芦　薄荷一钱。此二味散风之势

上剉为粗末，每服七钱半，姜三片，水一大钟，煎至七分，去滓温服。

水胜湿制风并汤

苍术二两剉，米泔浸炒　白术二两半，麦壳炒，去麦壳　甘草五钱，炙。以上三味入足太阴脾经，助土以制水甚　吴茱萸五钱　干姜五钱七分，此二味入厥阴肝经，泻木，以抑母甚。母者，水也，此实则泻子也　附子一钱乙字②，引诸药至水胜之地

上剉为粗末，每服七钱，大枣一枚，水钟③，煎至七分，去查温服。

火胜寒制湿并汤

黄柏二两半，盐水炒　知母一两，去毛。以上二味入少阴肾经，助寒化，以制火甚　片黄芩五钱，酒炒　栀子仁小红者，此二味入太

---

① 一：原作"乙"，据石竹山房本改。下仿此。
② 乙字：诸本同，此二字疑衍。
③ 水钟："水"之后脱"一"字。

阴脾经，助湿化，抑母甚　黄连一钱，姜汁炒，引诸药至火胜之地

上剉为粗末，每服七钱，灯心七根，莲子五枚，水一碗，煎至七分，去滓温服。

土①胜风制燥并汤

川芎一两，去芦，米醋炒。经云：木位之主，其补以辛，川芎味辛气温　当归一两半，酒洗。此二味入厥阴肝经，助风化，以制其湿　南星一两，汤泡一次　桑白皮七钱，蜜炙，去皮土②。此二味泻燥夺母　大枣五枚，引诸药至湿胜之地　川草薢八钱，以散其湿

上剉为粗末，每服七钱，姜五大片，水一碗，煎至七分，去滓温服③。

金淫热制寒并汤

肉桂二两，去粗皮。此味入少阴心经，助热化以制金甚　当归一两半，酒洗。此味助木生火以制燥胜　泽泻一两，去毛。此味入少阴肾经，泻寒以抑母甚　独活六钱，此味与泽泻颇同　桔梗三钱半，引诸药至燥胜之地

上剉为粗末，每服六钱，水一碗，煎七分，去滓温服，燥易即止。

火胜阴精制雾泅渎并汤

天门冬三两，蜜汤浸，去心　生地黄二两半，酒洗。此二味入

---

① 土：原作"上"，据石竹山房本改。

② 土：诸本同。疑衍文。

③ 姜五大片……去滓温服：原作本句重复，按石竹山房本改。

阴精，助水化以制热甚　柴胡五钱　连翘　黄芩各三钱。此三味入雾沤渎抑甚　地骨皮　黄柏各二钱半。此二味引诸药至热胜之地

　　上剉为粗末，每服七钱，灯心一撮，水一碗，煎至七分，去滓温服。

卷之三

五运主方治例

凡遇六壬年，发生之纪，岁木太过，风气流行，脾土受邪，民病飧泄，食减，体重，烦冤，肠鸣，胁支满，甚则忽忽善怒，眩冒颠疾。为金所复①，则反胁痛而吐，甚则冲阳绝者死。

苍术汤② 治脾胃感风，飧泄注下，肠鸣腹满，四肢重滞，忽忽善怒，眩冒颠晕，或左胁偏疼。

白茯苓去皮 厚朴姜汁制 白术 青皮去白 干姜炮 半夏汤洗 草果去壳 甘草炙，各等分

上为咬咀，每服四钱，水一大盏，姜三片，枣二枚，煎七分，去渣，食前服，以效为度。

凡遇六戊年，赫曦之纪，岁火太过，炎暑流行，肺金受邪，民病疟，少气咳喘，血溢，泄泻，嗌燥，耳聋，中热，肩背热，甚胸中痛，胁支满，背髀③并两臂痛，身热骨痛，而为浸淫。为水所复，则反谵妄狂越，喘鸣，血

---

① 复：报复之义。抑之太过，必起而报复。《素问·气交变大论》："夏有惨凄凝冽之胜，则不时有埃昏大雨之复。"

② 苍术汤：据《三因方》，为"苓术汤"。

③ 髀：疑衍。

溢，泄泻不已，甚则太渊绝者死。

麦门冬汤　治肺经受热，上气咳喘，咯血，痰壅嗌干，耳聋，泄泻，胸胁满痛，连肩背两臂膊痛，息高。

麦门冬_{去心}　香白芷　半夏_{洗去滑}　桑白皮　竹叶　甘草_炙　紫菀茸　钟乳粉　人参_{各等分}

上咬咀，每服四钱，水一大盏，姜三片，枣二枚，煎七分，去滓，食前服，以效为度。

凡遇六甲年，敦阜之纪，岁土太过，雨湿流行，肾水受邪，民病腹痛，清厥①，意不乐，体重，烦冤，甚则肌痿，足痿不收，行善瘈，脚下痛，中满，食减，四肢不举。为风所复，则反腹胀，溏泄，肠鸣，甚则太溪绝者死。

附子山茱萸汤　治肾经受湿，腹痛，寒厥，足痿不收，腰腄②痛，行步艰难，甚则中满不下，或肠鸣溏泄。

附子_{炮去皮脐}　山茱萸_{各一两}　半夏_{洗去滑}　丁香_{一分}
乌梅_{各半两}　木瓜干　肉豆蔻_{各三分}　藿香_{一分}

上咬咀，每服四钱，水一大盏，姜七片，枣一枚，煎七分，去滓，食前服，以效为度。

凡遇六庚年，坚成之纪，岁金太过，燥气流行，肝木受邪，民病胁，小腹痛，目③赤，背痒④，耳无闻，体重，

---

① 清厥：四肢逆冷。
② 腄（shuí 谁）：臀部。《广雅·释亲》："臀，谓之腄。"
③ 目：原作"目目"，衍一"目"字，故删。
④ 背痒：《素问·气交变大论》作"眦疡"。

烦冤，胸痛引背，胁满引小腹，甚则喘咳逆气，背、肩、尻、阴股、膝、髀②、腨、胻、足痛。为火所复，则暴痛，胠胁不可反侧，咳逆，甚而血溢，太冲绝者死。

牛膝木瓜汤　治肝虚遇岁燥，胁连小腹拘急，疼痛，耳聋，目①赤，咳逆，肩背连尻、阴股、膝、髀②、腨、胻皆痛，悉主之。

牛膝去苗酒浸　木瓜各一两　芍药　杜仲去皮，姜汁制炒断丝

枸杞子　黄柏节　菟丝子酒浸　天麻各三分　甘草炙，半两

上吹咀，每服四钱，水大盏，姜三片，枣一枚，煎七分，去滓，食前服，以效为度。

凡遇六丙年，流衍③之纪，岁水太过，寒气流行，邪害心火，民病身热烦心，躁悸④，上下中寒，谵妄，心痛，甚则腹大胫肿，喘咳，寝汗，憎风。为土所复，则反胀满，肠鸣溏泄，食不化，渴而妄冒，甚则神门绝者死。

川连茯苓汤　治心虚为寒冷所中，心热躁，手足反寒，心腹肿痛，病喘咳，自汗，甚则大肠便血。

黄连去须　茯苓各一两　麦门冬去心　车前子炒　通草

远志去心，姜汁制炒，各半两　半夏洗去滑　黄芩去外腐　甘草炙，各半两

---

① 目：原作“目目”，衍一字，删。
② 髀：原作“骨”，据《三因方》改。
③ 流衍：原作“漫术”，据《素问·五常政大论》改。
④ 躁悸：据《三因方》，后脱“阴厥”二字。

上为叹咀，每服四钱，水一盏，姜三片，枣一枚，煎七分，去滓，食前服，以效为度。

凡遇六丁年，委和①之纪，岁木不及，燥乃盛行，民病中清②，胠胁小腹痛，肠鸣溏泄。为火所复，则寒热，疮疡，痤痱，痈肿，咳而衄。

苁蓉牛膝汤 治肝虚为燥热所伤，胠胁并小腹痛，肠鸣溏泄，或发热，遍体疮疡，咳嗽，肢满③，鼻衄。

肉苁蓉酒浸　牛膝酒浸　干木瓜　白芍药　熟地黄　当归去苗　甘草炙，各等分

上叹咀，每服四钱，水一大盏，姜三片，乌梅半枚，煎七分，去滓，食前服，筋痿脚弱者，镑④鹿屑同煎。

凡遇六癸年，伏明之纪，岁火不及，寒乃盛行，民病胸痛，胁支满⑤，膺背、肩胛、两臂内痛，郁冒蒙昧，心痛，暴瘖，甚则屈不能伸，髋髀如⑥。为土所复，则反鹜溏泄，食饮不下，寒中，肠鸣泄注，腹痛，暴挛，痿脾⑦

① 委和：原作"委味"，据《素问·五常政大论》改。
② 清：原脱，据《素问·气交变大论》补。
③ 肢满：诸本同，疑"支满"之误。下同。
④ 镑：诸本同，疑"锉"之误。
⑤ 胁支满：原作"胁府满"，据《素问·气交变大论》改。
⑥ 如：据《素问·气交变大论》，其后脱"别"字。郭霭春《素问校注》："别，作裂解。"
⑦ 脾：诸本同，疑衍文。

痹，足不能①任身。

黄芪茯神汤 治心虚挟寒，心胸中痛，两胁连肩背，肢满，噎塞，郁冒蒙昧，髋髀挛痛，不能屈伸，或不能利，溏泄，饮食不进，腹痛，手足痿痹，不能任身。

黄芪 茯神去水 远志去心，姜汁制炒 紫河车② 酸枣仁炒，各等分

上㕮咀，每服四钱，水一大中③，姜三片，枣一枚，煎七分，去滓，食前服，以效为度。

凡遇六己年，卑监之纪，岁土不及，风气盛行，民病飧泄，霍乱，体重，身痛，筋骨繇④并，肌肉瞤酸，善怒。为金所复，则反胸胁暴痛，下引小腹，善太息，气客于脾，食少味。

白术厚朴汤 治脾虚风冷所伤，心腹胀满疼痛，四肢筋骨重弱，肌肉瞤动酸𪔀⑤，善怒，霍乱，吐泻，或胁胸暴痛，下引小腹，善太息，食小⑥失味。

白术 厚朴姜炒 半夏洗去滑 桂心 藿香去梗 青皮去白，各三两 干姜炮 甘草炙，各半两

---

① 能：据《素问·气交变大论》，衍文。
② 紫河车：原作"柴胡车"，据《三因方》改。
③ 中：诸本同，疑"钟"之误。
④ 繇（yáo 姚）：通"摇"。
⑤ 肌肉瞤动酸𪔀：《素问·气交变大论》作"肌肉瞤酸"。
⑥ 小：疑"少"之讹。

上㕮咀。每服四钱，水一大盏，姜三片，枣一枚，煎七分，去滓，食前服，以效为度。

凡遇六乙年，从革之纪，岁金不及，火盛行，民病肩背瞀重，鼽嚏，血便注下。为水所复，则反头脑户痛，症及囟顶，发热，口疮，心痛。

紫菀①汤 治肺虚感热，咳嗽喘满，自汗，衄血，肩背瞀重，血便注下，或脑户连囟顶痛，发热，口疮，心痛。

紫菀茸　白芷　人参　甘草　黄芪　地骨皮　杏仁_去皮，炙　桑白皮炙，各等分

上㕮咀。每服四钱，水一大盏，姜三片，枣一枚，煎七分，去滓，肌②时服，以效为度。

凡遇六辛年，涸流之纪，岁水不及，湿乃盛行，民病肿满身重，濡泄，寒疡，腰、䐡、腨、股、膝痛不便，烦冤，足痿清厥，脚下痛，甚则胕肿。肾气不行③。为④所复，则反面色时变，筋骨并肾⑤，肉𥆧瘛，目视𥉉𥉉，肌肉胗⑥发，热⑦并膈中，痛于心腹。

五味子汤 治肾气虚，坐卧湿地，腰重着疼痛，腹胀

---

① 紫菀：原作"紫苑"，据药名改。
② 肌：疑"饥"之误。
③ 行：《素问·气交变大论》作"衡"。
④ 为：据《素问·气交变大论》，其后脱"木"字。
⑤ 肾：《素问·气交变大论》作"辟"。
⑥ 胗（zhěn　疹）：肌肤发出红疹。
⑦ 热：《素问·气交变大论》作"气"。

满，濡泄无度，行步难，足痿清厥，甚则浮肿，面色不常，或筋骨并辟①，瞤瘛，目视䀮䀮，膈中及咽痛。

五味子　附子炮，去皮脐　巴戟去心　鹿茸燎去毛，酥炙

山茱萸去子　熟地黄　杜仲姜汁浸，炒去丝，各等分

上㕮咀，每服四钱，水一大盏，姜三片，盐少许，煎七分，去滓，食前服，以效为度。

凡六壬、六戊、六甲、六庚、六丙岁，乃木、火、土、金、水太过，五运先天；六癸、六丁、六己、六乙、六辛岁，乃木、火、土、金、水不及，为五运后天。民病所感治之，各以五味所胜调和，以平为期。

六气时行民病证治

辰②戌之岁，太阳司天，太阴在泉，气化运行先天。初之气，乃少阳相火加临厥阴风木，民病温，身热头疼，呕吐，肌腠疮疡。二之气，阳明燥金加临少阴君火，民病气郁中满。三之气，太阳寒水加临少阳相火，民病寒，反热中，痈疽，注下③，心中热，瞀闷。四之气，厥阴风木加临太阴湿土，民病大热少气，肌肉痿，足痿，注下赤

① 辟：原作"臂"，据《素问·气交变大论》改。

② 辰：原误作"娠"，据石竹山房本改。

③ 下：原脱，据《素问·六元正纪大论》补。

白。五之气，少阴君火①加临阳明燥金，民病乃舒。终②之气，太阴湿土加临太阳寒水，民乃凄怆，孕死。治法甘温以平水，酸苦以补火，抑其运气，扶其不胜。

静顺汤 治戊③辰戌之岁，太阳司天，太阴在泉，病者身热，头痛，呕吐，气郁中满，瞀闷，少气，足痿，注下赤白，肌腠疮疡，发为痈疽。

白茯苓去皮　干木瓜各一两　附子炮，去皮脐　牛膝去苗，酒浸④，各三两　防风去钗⑤　诃子煨，去核　甘草炙　干姜炮，各半两

上㕮咀，每服四钱，水一大盏，煎七分，去滓，食前服，其年自大寒至春分，宜用附子加枸杞半两；自春分⑥至小满，依前入附子同枸杞；自小满至大暑，去附子、木瓜、干姜，加人参、枸杞、地榆、香白芷、生姜各三分；自大暑至秋分，依正方加石榴皮半两；秋分至小雪依正⑦；自小雪至大寒，去牛膝，加当归、芍药、阿胶炒各三分。

卯酉之岁，阳明司天，少阴在泉，气化运行后天。初

---

① 太阴湿土……少阴君火：此二十六字原脱。据《素问·六元正纪大论》补。

② 终：原作"中"，据《素问·六元正纪大论》改。

③ 戊：据《三因方》，为衍文。

④ 酒浸：原二字模糊，据石竹山房本补。

⑤ 钗："杈"之误。

⑥ 分：原脱，据《三因方》补。

⑦ 正：疑其后脱"方"字。

之气，太阴湿土加厥阴风木，此下克上，民病中热胀，面目浮肿，□□衄蔑，嚏欠，呕吐，小便黄赤，甚则淋。二之①气，少阴②相火，民病寒热③。四之气，太阳寒水加太阴湿土，此下土克上水，民病暴仆，振栗，谵妄，少气，咽干引饮，心痛，痈肿，疮疡，寒疟，骨痿，便血。五之气，厥阴风木加阳明燥金，民病如④。终之气，少阴君火加太阳寒水，此克上，民病温。治法宜咸寒以抑火，辛甘以助金，汗之、清之、散之，以安其运气。

审平汤 治卯酉之岁，阳明司天，少阴在泉，病者中热，面浮，衄鼻，少⑤便黄赤，甚则淋，或疠气行，善暴仆，振栗，谵妄，寒疟，痈肿，便血。

远志去心，姜汁炒　紫檀香各一两　天门冬去心　山茱萸各二分　白芍药　白术　甘草　生姜各半两

上㕮咀，每服四钱，水一盏，煎七分，去滓，食前服，自大寒至春分，加茯苓、半夏、紫苏、生姜各半两；自春分至小满，加玄参、白薇各半两；小满至大暑，去远志、山茱萸、白术，加丹参、泽泻各半两；大暑至秋分，去远志、白术，加酸枣仁、车前子各半两；自秋分至大寒并依正方。

---

① 二之：此二字原脱，据《素问·六元正纪大论》补。

② 少阴：诸本同，疑"少阳"之误。

③ 民病寒热：据《素问·六元正纪大论》其前脱"加临少阴君火，民病厉大至，善暴死。三之气，阳明燥金，加临少阳相火"一段原文。

④ 民病如：《素问·六元正纪大论》作"民气和"。

⑤ 少：《素问·六元正纪大论》作"小"。

寅申之岁，少阳相火司天，厥阴风木在泉，气化运行先天。初①之气，少阴君②加厥阴风木，民病温，气拂于上，血溢，目赤，咳逆，头痛，血崩，胁满，肤腠生疮。二之气，太阴湿土加少阴君火，民病热郁，咳逆，呕吐，胸臆不利，头痛，身热昏愦，脓疮。三之气，少阳③相火加临相火，民病热中，聋瞑，血溢，脓疮，咳，衄衊，嚏欠，喉痹，目赤，善暴死。四之气，阳明燥金加太阴湿土，民病满，身重。五之气，太阳寒水④，民病关闭⑤不禁，心痛，阳气不藏而咳。治法宜咸寒平其上，甘温治其下，腹而作寒中。

白薇　玄参　川芎　芍药　旋覆花　桑白皮　当归甘草　生姜⑥

上㕮咀，每服四钱，水大盏，煎七分去滓，食前服，自大寒至春分，加杏仁、升麻各半两；春分至小满，加茯苓、车前子各半两；小满至大暑，加杏仁、麻子仁各一分；大暑至秋分，加荆芥、茵陈蒿各一分；秋分至小雪，依正方；小雪至大寒，加紫苏子半两。

---

① 初：原脱，据《素问·六元正纪大论》补。

② 少阴君：其后脱"火"字

③ 阳：原作"阴"，诸本同。据义理改。

④ 太阳寒水：诸本同。据上下体例，其后疑脱"加临阳明燥金"五字。

⑤ 关闭：原作"开闷"据此《素问·六元正纪大论》改。

⑥ 白薇……生姜：按体例，"白薇"前脱方名和主治。据《三因方》，此方名正阳汤，少阴君火司天民病治方。

巳亥之岁，厥阴风木司天，少阳相火在泉，气化运行后天。初之气，阳明燥金，加厥阴风木，民病寒于右胁下。二之气，太阳寒水，加少阴君火，民病热中。三之气，厥阴风木，加少阳相火，民病泪出，耳鸣，掉眩。四之气，少阴君火，加太阴湿土，民病黄瘅，胕肿。五之气，太阴湿土，加阳明燥金，湿相胜，寒气及体。终之气，少阳相火，阳①寒水，此下水克上火，民病温疠。治法宜用辛凉以平其上，咸寒调其下，畏火之气，无妄犯之。

敷和汤 治巳亥之岁，厥阴风木司天，少阳相火②在泉。病者而反右胁下寒，耳鸣泪出，掉眩，燥湿相抟，民病③黄疸，浮肿，时作瘟疠。

半夏 枣子 五味子 枳壳 茯苓 诃子 干姜 橘皮 甘草各半两

上吹咀，每服四钱，水一大盏，煎七分，去滓，食前服。自大，宜酸渗之、泄之、清之、发之④。

升明汤⑤治寅申之岁，少阳相火司天，厥阴风木在泉，病者气郁热，血赤咳逆，头痛，胁满呕吐，胸臆不利，聋

---

① 阳：诸本同。疑"阳"前脱"加太"二字。

② 火：原无此字，据义理补。

③ 民病：原作"病民"，诸本同。据义理改。

④ 自大……发之：据《三因方》，作"自大寒至春分，加鼠粘子一分；自春分至小满，加麦冬去心、山药各一分；自小满至大暑，加紫菀一分；自大暑至秋分，加泽泻、山栀仁各一分；自秋分直至大寒，并依正方"。

⑤ 升明汤：据《三因方》，此方应置于"寅申之岁，少阳相火司天"一节下。

瞑，渴，身重，心痛，阳气不藏，疮疡，烦躁。

　　紫檀香　车前子　青皮　半夏　酸枣仁　蔷薇　生姜
甘草

　　上㕮咀，每服四钱，水一盏，煎七分，去滓，食前服，
自大寒至春分加白薇，去参①各半两，大暑至秋分，加茯苓
半两。秋分至小雪依正方。小雪至大寒加五②味子半两。

　　丑未之岁，太阴湿土司天，太阳寒水在泉，气化运行
后天。初之气，厥阴风木，加风木，民病血溢，筋络拘
强，关节不利，身重筋痿。二之气，大火正乃少阴君火，
加君火，民病瘟疠盛行，远近咸若。三之气，太阴湿土，
加少阳相火。民病身重，胕肿，腹满。四之气，少阳相
火，加临太阴湿土，民病腠理热，血暴溢，疟，心痛膹胀，
甚则浮肿。五之气，阳明燥金，加阳明燥金，民病皮肤寒
气及体。终之气，太阳寒水，加寒水，民病关节禁固，腰
脽痛。其法用酸以平其上，甘湿③治其下，以苦燥之、温
之，甚则发之、泄之，赞其阳火，令御其寒。

　　备化汤　治丑未之岁，太阴湿土司天，太阳寒水在泉，
病者关节不利，筋脉胁急，身重痿弱，或瘟疠盛行，远近咸
若，或胸腹满闷，甚则浮肿，寒疟，血溢，腰脽痛④。

---

　　①　去参：《三因方》作"元参"。
　　②　五：原脱，据《三因方》补。
　　③　湿：《素问·至真要大论》作"温"。
　　④　腰脽痛：下疑脱此方的药物配伍及服用法。另，此节未及"子午之
岁"的方证，疑有脱文。

论九宫分野①

此下无系于紧要，所以备载之者，使学者得以广其见闻，不致为其所惑。

论曰：五运不及之岁，则有灾宫所向之位，故不可一概而论灾也。经曰九星悬郎，七曜周旋者，乃天之九星所主之分野。

故少角岁云灾三宫，东宫震位，天冲司也。

少徵岁云灾九宫，南室离位，天英司也。

少宫岁云灾五宫，中室，天禽司也，寄位二宫坤位。

少商岁云灾七宫，西室兑位，天柱司也。

少羽岁云灾一宫，北室坎位，天蓬司也。皆以气运不及之方言之。按《天元玉册》②曰：天蓬一，水正之宫也。天内③二，土神之应宫也。天冲三，木正之宫也。天辅四，木神之应宫也，天禽五，土正之宫也。天心六，金神之应宫也。天柱七，金正之宫也。天任八，大④神之应宫也。天英九，火正之宫也。下以应九州之分野，谓冀兖青徐扬荆豫梁雍也。

灾宫图

灾宫歌

---

① 论九宫分野：原标题前有"运气易览卷"字样。据目录删。
② 天元玉册：书名。唐·王冰所撰，论述运气与易理之关系。
③ 天内：诸本同。据九星名称，疑"天芮"之误。
④ 大：据九星五行属性，疑"土"之误。

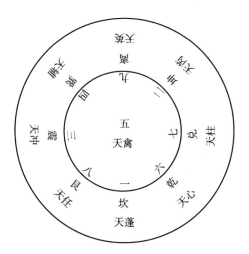

年逢不及有灾宫，辛一丁三己五同，

七数即乙少商并癸九，仍将土寄二坤冲。

<small>二乃土寄位，非灾宫之数。</small>

论主运大运太少相生

运有大运，有主运，当年年干健①运，通主一年，此为大运。或太角，或少角，俱从大寒日始，以次相生，至羽而终。每运各主七十三日零五刻，总五运之数，则三百六十五日零二十五刻，而成一岁，此为主运。主运太少皆依大运，大运阳年属太，阴年属少，上生至角而止，下生至羽而止，上下相生，皆须太少相因，不可失序。

假如甲运，太宫土也，上生太宫者少徵火，生少徵者太角木，此谓上生至角是也。又太宫土，下生者少商金，

---

① 健：诸本同，疑"建"之误。

金生太羽水，此谓下生至羽是也。甲与己合，己从少宫，上下相生焉。又如乙运，少商金也，上生少商者太宫土，生太宫土者少徵火，生少徵火者太角木，此亦谓上生至角也。又少商下生者太羽水，此亦谓下生至羽也。乙与庚合，庚从太商，上下相生焉。又如丙运，太羽水也，上生太羽者少商，生少商金者太宫土，生太宫土者少徵火，生少徵火者太角木，此谓上生至角也。丙与辛合，辛从少羽上生焉。又如丁运，少角木也，少角下生者太徵火，火生少宫土，土生太商金，金生少羽水，此谓下生至羽也。丁与壬同，壬从太角下生焉。又如戊运，太徵火也，上生太徵火者少角木也，又角①太徵下生者少宫土，土生太商金，金生少羽水，此亦谓上生至角，下生至羽也。戊与癸合，癸从少徵，上下相生焉。

是以逐年主运皆依大运，或太角为初，则太羽为终；或少角为初，则少羽为终。经于各条大运"角"下注一"初"字，"羽"下注一"终"字，又以示人主运角羽之太少初终也。甲乙丙壬癸五年皆太角木为初运，主七十三日，自大寒日起，至春分后十三日止也。少徵火为二运，主七十三日，自春分后十三日起，至小满后二十五日止也。太宫土为三运，主七十三日，自小满后二十五日起，至大暑后三十七日止也。少商金为四运，主七十三日，自

运气易览

① 角：诸本同。疑衍文。

大暑后三十七日起，至秋分后四十九日止也。太羽水为终运，主七十三日，自秋分后四十九日起，至大寒而终也。戊己庚辛丁五年皆少角木为初运，太徵火为二运，少宫土为三运，太商金为四运，少羽水为终运也。

按《天元玉册》，又有岁之客运行于主运之上，与六气主客之法同，故曰：岁中客运者常以应于前二十为初运。

申子辰岁大寒日寅初交。亥卯未岁大寒日亥初交。

寅午戌岁大寒日申初交。巳酉丑岁大寒日巳初交。

此五运相生而终岁度也，然于经未见其用。以六气言之，则运亦当有主客以行天令，盖五行之运，一主其气，当四而无用不行生化者乎？然当年大运乃通主一岁，如司天通主上半年之法，《天元玉册》言：五运之客互主一年。则经所载者，乃逐年之主运也，明当以《玉册》为法。

大运主运太少相因歌

先分大运过不及，大运音①生岁音，

五音生已倒推上，太少相因逢角寻，

角初羽终起岁运，太少次生复下临，

木岁角初同大运，太少次生亦下侵。

当年大运为主，将岁主运上下因之，名太少五音。假令少宫为大运，上见太徵火，火上见少角木，则岁初运自少角起，下生至少羽水终。惟木阳年初运自太角起，阴年自少角起，下生亦以太少随之。

---

① 音：诸本同。此字前疑脱"五"字。

五运邪正化度歌

五运太过惟一化，正乃阳兮当勿差，

克己己生同化度，运为不及却有邪。

度，日也。一化，阳岁天运，泉之气自化，阴则五行胜复之邪共

气，然经中阴亦有正化者，指本岁自化而言。

大运主运太少之图

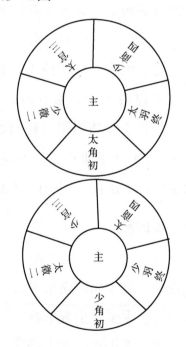

歌曰：

木初火二土期二①，金四相维五水参，

此号岁中之主运，静而不动匪虚谈。

---

① 二：诸本同。疑"三"之误。

太岁中主运时日①

大寒木运始交真，清明前三火用亲，

芒种十朝应见土，立秋念二值金辰，

立冬四日宜言水，每运七十三朝五刻轮。

逐年客运之图

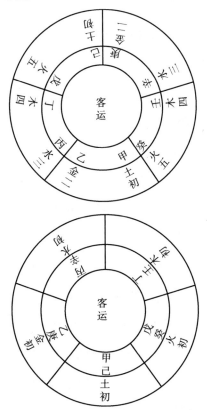

---

① 日：其后疑脱"歌"字。

逐年客运歌

假令甲己年为例，却用当年土作初，

五运顺生临主位，逐年仿此次加诸。

于经未见其用，姑载之以备参考。

司天在泉大运主运定局

壬辰、壬戌：其运风，其化鸣紊启拆①，其变振拉摧拔，其病眩掉目暝。太阳<small>司天水</small>，太角<small>大运木</small>，太阴<small>司地土</small>。寒化六，风化八，正化度也。主运：太角<small>初正</small>，大寒日起，少徵，太宫，少商，太羽<small>终</small>。

戊辰、戊戌<small>同正徵</small>：其运热，其化暄暑郁燠②，其变炎烈沸腾，其病热郁。太阳<small>司天水</small>，太徵<small>大运火</small>，太阴<small>司地土</small>，寒化六，热化七，湿化五，所谓正化日也。主运：太徵，少宫，太商，少羽<small>终</small>，少角<small>初</small>。

甲辰<small>岁会，亦名同天符</small>、甲戌<small>岁会，亦名同天符</small>：其运阴埃，其化柔润淖泽，其变震惊飘骤，其病湿下重。太阳<small>司天水</small>，太宫<small>大运土</small>，太阴<small>在泉土</small>，寒化六，湿化五，所谓正化日也。主运：太宫，少商，太羽<small>终</small>，太角<small>初</small>，少徵。

庚辰、庚戌：其运凉，其化雾露萧瑟，其变肃杀凋零，其病燥，背瞀胸满。太阳<small>司天水</small>，太商<small>大运金</small>，太阴<small>司</small>

---

① 鸣紊启拆：指风气大行时物候特点。鸣紊，风木声也。启拆，萌芽发而地脉开也。

② 暄暑郁燠：指暑热熏蒸的气候。

地土，寒化一，清化九，雨化五，正化度也。主运：太商，少羽_终，少角_初，太徵，少角^①_宫。

丙辰_{天符}、丙戌_{天符}：其运寒，其化凝惨溧冽^②，其变冰雪霜雹，其病大寒，留于溪谷。太阳_{司天水}，太羽_{大运水}，太阴_{在泉土}，寒化六，雨化五，正化度也。主运：太羽_终，太角_初，少徵，太宫，少商。

凡此太阳司天之政，气化运行先天，谓生长、化成、收藏，皆先天时而应至也，余岁先天同。

丁卯_{岁会}、丁酉：其运风清热，清热胜复同，上商同正商。阳明_{司天金}，少角_{大运木}，少阴_{司地火}，清化热化^③胜复同，所谓邪气化日也。灾三宫。主运：少角_初，太徵，少宫，太商，少羽_终。清化热化胜复同，所谓邪化日也，灾三宫^④。

癸卯_{同岁会}、癸酉_{同岁会}：真^⑤运寒雨。寒化雨化胜复同，上商同正商，所谓邪气化日也。灾九宫。阳明_{司天金}，少徵_{大运火}，少阴_{司地火}，燥化九，风化三，热化七，所谓正化日也。主运：少徵，太宫，少商，太羽_终，太角_初。

己卯、己酉：其运雨风凉。风化凉化胜复同，邪气化度也，灾五宫。阳明_{司天金}，少宫_{大运土}，少阴_{司地火}，清

---

① 角：诸本同。据《素问·六元正纪大论》，疑衍。
② 凝惨溧冽：形容寒水之气化，严寒凛冽。
③ 化：原脱，据石竹山房本补。
④ 清化热化……灾三宫：诸本同。与上文重复，疑衍。
⑤ 真：诸本同。疑"其"之误。

化九，雨化五，热化七，正化度也。主运：少宫，太商，少羽终，少角初，太徵。

乙卯天符、乙酉岁会，又名太乙天符：其运凉热寒。热化寒化胜复同，正商邪气度也①，阳明司天金，少商大运金，少阴司地火，燥化四，热化二，正化度也。主运：少商，太羽终，太角初，少徵，太宫。

辛卯少宫同、辛酉：其运寒雨风。雨化风化胜复同，邪气化度，灾一宫。阳明司天金，少羽大运水，少阴司地火，清化九，寒化一，热化七，正化度也。主运：少羽终，少角初，太徵，少宫，太商。

凡此阳明司天之政，气化运行后天，谓生长化成、庶物动静，皆后天时而应，余岁后天同。

戊寅天符、戊申天符：其运暑，其化暄嚣郁燠，其变炎烈沸腾，其病上热郁，血溢血泄，心痛。少阳司天相火，太徵大运火，厥阴司地木，火化二，正化度也。主运：太徵，少宫，太商，少羽终，少角初。

壬寅同天符、壬申同天符：其气②风鼓，其化鸣紊启拆，其变振拉摧拔，其病掉眩，支胁，惊骇。少阳司天相火，太角大运木，厥阴司地木，火化二，风化八，所谓正化日也。主运：太角终③，少徵，太宫，少商，太羽终。

---

① 正商邪气度也：据《素问·六元正纪大论》，应作"邪气化度也"。

② 气：按上下文体例，疑作"运"。

③ 终：诸本同，疑"初"之误。

甲寅、甲申：其运阴雨，其化柔润淖泽，其变震惊飘骤，其病体重，胕肿，痞饮。少阳_{司天相火}，太宫_{大运土}，厥阴_{司地木}，火化二，雨化五，风化八，正化度也。主运：太宫，少商，太羽_终，太角_初，少徵。

庚寅、庚申：同正商。其运凉，俱①化雾露清切，其变肃杀凋零，其病肩背胸中。少阳_{司天相火}，太商_{大运金}，厥阴_{司地木}，火化七，清化九，风化三，正化度也。主运：太商，少羽_终，少角_初，太徵，少宫。

丙寅、丙申：其运寒肃，其化凝惨凓冽，其变冰雪霜雹，其病寒，浮肿。少阳_{司天相火}，太羽_{大运水}，厥阴_{司地木}，火化二，寒化六，风化三，所谓正化日也。主运：太羽_终，太角_初，少徵，太宫，少商。

凡此少阳司天之政，气化运行后天。

丁丑、丁未：其运风清热，清化热化胜复同，同正宫，邪气化度也，灾三宫。太阴_{司天土}，少角_{大运木}，太阳_{司地水}，雨化五，风化三，寒化一，正化度也。主运：少角_初，太徵，少宫，太商，少羽_终。

癸丑、癸未：其运热寒雨，寒化雨化胜复同，邪气化度也，灾九宫。太阴_{司天土}，少徵_{大运火}，太阳司地水，雨化五，火化二，寒化一，正化度也。主运：少徵，太宫，少商，太羽_终，太角_初。

---

① 俱：诸本同，疑"其"之误。

己丑太乙天符、己未太乙天符：其运雨风清，风清胜复同，同正宫，邪气化也，灾五宫。太阴司天土，少宫大运土，太阳司地水，雨化五，寒化一，正化度也。主运：少宫，太商，少羽终，少角初，太徵。

乙丑、乙未：其运凉热寒，热化寒化胜复同。太阴司天土，少商大运金，太阳司地水，热化寒化胜复同，所谓邪气化日也。金不及，热化胜之，金之子，寒化为母，邪气化日也，复仇故寒化，又胜热，故云。灾七宫。湿化五，清化四，寒化六，所谓正化日也。主运：少商，太羽终，太角初，少徵，太宫。

辛丑同岁会、辛未同岁会：其运寒雨风，雨化风化胜复同，所谓邪气化日也。同正宫。太阴司天土，少羽大运水，太阳司地水，雨化五，寒化一，所谓正化日也。主运：少羽终，少角初，太徵，少宫，太商。

凡此太阴司天之政，气化运行后天。

壬子、壬午：其运风鼓，其化鸣紊启拆，其变振拉摧拔，其病支满。少阴司天君火，太角大运木，阳明司地金，热化二，风化八，清化四，正化也。主运：太角初正，少徵，太宫，少商，太羽终。

戊子天符、戊午太乙天符：其运炎暑，其化暄曜郁燠，其变炎烈沸腾，其病上热血溢。少阴司天君火，太徵大运火，阳明司地金，热化七，清化九，正化度也。主运：太徵，少宫，太商，少羽终，少角初。

甲子、甲午：其运阴雨，其化柔润时雨，其变震惊飘骤，其病中满身重。少阴司天君火，太宫大运土，阳明司地金，热化二，雨化五，燥化四，所谓正化日也以热化、土化、金化皆得生数之正，故日正化日也。主运：太宫，少商，太羽终，太角初，少徵。

庚子同天符、庚午同天符：同正商，上少阴君火，中太商金运，下阳明金。热化七，清化九，燥化九，所谓正化日也。其运凉劲，其化雾露萧瑟。其变肃杀凋零，其病下清。主运①：太商，少羽终，少角初，太徵，少宫。

丙子岁会、丙午：上少阴君火，中太羽水运，下阳明燥金。热化二，寒化六，清化四，正化度也。其运寒，其化凝惨溧冽，其变冰雪霜雹，其病寒下。主运：太羽终，太角初，少徵，太宫，少商。

丁巳天符、丁亥天符：同正角，其运风热清，上厥阴司天，中少角木运，下少阳在泉。风化三，火化七，正化度也。清热胜复同，邪气化度也，灾三宫。主运：少角初正，太徵，少宫，太商，少羽终。

癸巳同岁会、癸亥同岁会，上厥阴司天，中少徵火运，下少阳在泉。风化八，火化二，正化度也。寒化雨化胜复同，邪气化度也，灾九宫。其运热寒雨。主运：少徵，太宫，少商，太羽终，太角初。

---

① 主运：诸本同。按上文体例，"太商"前脱"主运"二字，今补。下仿此。

己巳、己亥：同正角。上厥阴司天，中少宫土运，下少阳在泉相火。风化三，湿化五，火化七，所谓正化日也。风清，其运雨，风化清化胜复同，邪气化日也。灾五宫。主运：少宫，太商，少羽终，少角初，太徵。

乙巳、乙亥：同正角。上厥阴司天木，中少商金运，下少阳在泉相火。风化八，清化四，火化二，正化度也。度，谓日也。热化寒化胜复同，所谓邪气化日也，灾七宫。其运凉热寒。主运：少商，太羽终，太角初，少徵，太宫

辛巳、辛亥：上厥阴司天木，中少羽水运、下少阳在泉相火。风化三，寒化一，火化七。正化度也。风化雨化胜复同，邪气化度也。灾一宫。其运寒雨风。主运：少羽终，少角初，太徵，少宫，太商。

论正化度邪化度

按：此定局似不甚切于用，今录之于此，盖亦运风中事灵者固所当知，或有问者，不至于懵然无觉也。

假如甲子年属火，为热化司天，甲属土，为雨化司运，卯属金，为清化司地。热化、雨化、清化皆司天、司运、司地之本气，故曰正化度。度，日也。又甲属阳为太过，太过则无胜亦无复，是以无邪化度也。凡遇阳年为太过，而五行多以成数言，故曰热化七，雨化五，清化九也。

又如辛卯年，卯属金，为清化司天，辛属水，为寒化司运，子属火，为热化司地，清化、寒化、热化皆司天、

司运、司地之本气，故亦曰正化度。但辛水属阴为不及，不及则土之雨化必来克之，水弱不敌，而水之子乃木之风化，必来为母复仇而克土。然雨化所克，风化所复，非司天、司运、司地之本气，故曰邪化度也。雨化、风化虽非本气，然一负一胜，理之必然，故云然也。凡遇阴年不及，而五行多以生数言，故曰清化四，寒化一，热气①二也。

论主运上下太少相生

假如甲年属阳土，为太宫，则以太宫土为主，故太宫之所生，与夫所生太宫土者，皆从少，不从太也。是以太宫土所生者，乃少商金，少商金所生者，乃太羽水，遇羽则终矣。又所生太宫土者，乃少徵火，所生少徵火乃太角木，遇角则止矣。凡遇阳年上下相生，皆从少，故曰少太上下相生也。又如己年属阴土，为少宫，则以少宫土为主，故少宫土之所生，与夫所生少宫土者，皆从太，不从少也。是以少宫土所生者乃太商金，太商金所生者乃少羽水，遇羽则终矣。又所生少宫土者乃太徵火，所生太徵火者乃少角木，遇角则止矣。凡遇阴年上下相生，皆从太，故曰太少上下相生也。又不拘阳年阴年，皆于“角”下注一“初”字，“羽”下注一“终”字。盖每年皆以角木为

----

① 气:《素问·六元正纪大论》作"化"。

初运，羽水为终运故也，年年如是不改，故为主运。正如主气每年皆以木为初气，水为终气，年年如是不改，故曰主气也。

序次运气诸说参并为一例

《圣济经》有六十年图说，今但撮其四说，以为之例，学者可以类推，不必详录。

甲子年

少阴君火司天，阳明燥金在泉。中见太宫土运。岁土太过，气化运行先天，天地之气，上见南面少阴，左间太阴，右间厥阴，故天政所布其气明。下见阳明北面，左间太阳，右间少阳，故地气肃而其令切，交司之气，寒交暑谓前岁终之气少阳，今岁初之气太阳，太阳寒交前岁少阳暑也。热加燥少阴在上，阳明在下也。云驰雨府，湿化乃行，时雨乃降。金火合德，上应荧惑火星、太白金星，见而明大，其谷丹白，水火寒热持于气交而为病始也，热病生于上，清冷病生于下，寒热互作而争于中，民病咳喘，血溢，血泄，衄嚏，目赤，眦疡，寒厥入胃，心痛，腰痛，腹大，嗌干，肿上出《六元正纪大论①》，是乃气化之常，须候其气之至与不至，然后可名其病。

是岁火为天气，金为地气，火能胜金，天气盈，地气

---

① 大论：原作"论"，据《素问·六元正纪大论》改。下同。

虚，中见土运，天气生运，运生地气，虽虚邪胜亦微，天气既盈，化源为实，当于年前大寒初，先取化源，少阴化源三月也，此谓年前大寒恐误，使之适平。取化源者，平火气也。

岁宜食白丹之谷以全真气，食间气之谷以辟虚邪。岁谷谓在泉及在泉左右间气所化之谷。间谷谓司天及运间气所化者。虚邪谓从冲后来之风也。咸以耎之，而调其上，甚则以苦发之，以酸收之，而安其下，甚则以苦泄之。运同地气，当以温热化。太宫、太商、太羽，岁同寒湿，治以燥热。岁异风热，以凉化多之。岁同地化，以温热治之。太角、太徵，岁异寒湿，治以燥温。岁同风热，以寒化多之。岁同天气，以寒清治之出《六元正纪大论》。

岁半之前，天气少阴主之，少阴之化本热而标阴，当是时，本标之化应，寒热相半，无或偏胜者，天政之平也。或热淫所胜，怫热至，火行其政，民病胸中烦热，嗌干，右胠满，皮肤痛，寒热咳喘，大雨且至，唾血血泄，鼽衄嚏呕，溺色变，甚则疮疡胕肿，肩背臂臑及缺盆中痛，心痛肺䐜，腹大满膨而喘咳，病本于肺。诊其尺泽，脉绝者死不治出《至真要大论》。其法平以咸寒，佐以苦甘，以酸收之。

岁半之后，地气阳明主之，其化不从标本，而从太阴之中气，当其时，燥湿并行，而无偏胜者，阳明之化也，或燥淫所胜，则霜雾清暝。民病善呕，呕有苦，善太息，心胁痛，不能反侧，甚则嗌干，面尘，身无膏泽，足外反热。其法治以苦温，佐以酸辛，以苦下之出《至真要大论》。

岁土太过，是谓敦阜之纪，雨湿流行，肾水受邪，民病腹痛，清厥，意不乐，体重，烦冤，甚则肌肉萎，足痿不收，行善瘛，脚下痛，饮发中满，食减，四肢不举，变生得位谓季月也，藏气水气伏化，气土气独治之。泉涌河衍，涸泽生鱼，风雨大至，土溃，鳞见于陆。病腹满溏泄，肠鸣，反不①甚，而太溪绝者死不治。其治宜以苦热，所谓岁气之药食宜也出《气交变大论②》。

初之气，始于癸亥岁十二月中气，大寒日寅初，终于是年二月终气，春分日子初，凡六十日有奇八十七刻半。主位太角木，客气太阳水，中见太宫土运统之，风寒湿三气奉少阴之政而行春令，地气迁，暑将去，寒乃始，蛰复藏，水乃冰，霜复降，风乃至，阳气郁，民反周密，关节禁固，腰脽痛。炎暑将起，中外疮疡出《六元正纪大论》。宜治太阳之客，以苦补之，以咸泻之，以苦坚之，以辛润之，开发腠理，致津液通气也出《至真要大论》。食丹谷火③以全真气，食稷土以辟虚邪，虽有寒邪不能为害出《六元正纪大论》。

---

① 不：《素问·气交变大论》作"下"。
② 气交变大论：原作《气变变论》。据《素问》篇名改。
③ 火：原与"谷"字等大。按文义和体例，当作注文，故改小字。下文"土"、"金"、"水"、"木"仿此改。

二之气，自春分日子正，至小满日戌正，六十日有奇。主位少徵火，客气厥阴木，火木同德，中见土运，以奉少阴，行舒荣之化，时令至此阳气布，风乃行，春气以正，万物应荣，寒气时至，民乃和。其病淋，目瞑目赤，气郁于上而热_出《六元正纪大论》。宜治厥阴之客，以辛补之，以酸泻之，以甘缓之_出《至真要大论》。食丹谷以全真气，食稻_金以辟虚邪，虽有风邪不能为害_出《六元正纪大论》。

三之气，自小满日亥初，至大暑日酉初，六十日有奇。主位少徵火，客气少阴火，中见土运，天政之所布也。时令至此大火行，庶类蕃鲜，寒气时至，民病气厥心痛，寒热更作，咳喘，目赤_出《六元正纪大论》。宜治少阴之客，以咸补之，以甘泻之，以酸收之_出《至真要大论》。食丹谷以全真气，食豆_水以辟虚邪，虽有热邪，不能为害_出《六元正纪论》。

四之气，自大暑日酉正，至秋分日未正，六十日有奇。主位太宫土，客气太阴土，运与气同名，为司气。溽暑至，大雨时行，寒热互作，民病寒热，嗌干，黄瘅，衄衄，饮发①。宜治太阴之客，以甘补之，以苦泻之，以甘缓之。食白谷以全真气，食麻_木以辟虚邪，虽有湿邪不能为害。

---

① 饮发：水饮病发作。

五之气，自秋分日申初，至小雪日午初，六十日有奇。主位少商金，客气少阳火，中见土运，客火用事，畏火临，暑反至，阳乃化，物乃生荣，民乃康，其病温。宜治少阳之客，以咸补之，以甘缓之，以咸耎之。食白谷以全真气，食豆水以辟虚邪，虽有火邪不能为害。

终之气，自小雪日至大寒日辰正，六十日有奇。主位太羽水，客气阳明金，中见土运。土能生金，金能生水，三气相得而行，顺化燥令之化，余火丙格①。民病肿于上，咳喘，甚则血溢，寒气数举，则霜雾翳，病生火胨②，内舍于胁，下连少腹而作寒中。宜治阳明之客，以酸补之，以辛泻之，以苦泻之。食白谷以全真气，食黍火以辟虚邪，虽有燥邪不能为害。

然初气终三气，天气主之，胜常也；四气尽终气，地气主之，复之常也出《至真要大论》。若岁半之前，少阴之气胜者，必有太阳之复；若在泉阳明之气胜者，必有少阴之复；其复皆在岁半之后，观其气胜之早晚，以验复气之迟法，治之有胜则复，无胜则已出《至真要大论》。

辛巳年

厥阴风木司天，少阳相火在泉，中见少羽水运。岁水不及，气化运行后天，天地之气，上见厥阴，左间少阴，

---

① 丙格：《素问·六元正纪大论》作"内格"。
② 火胨：《素问·六元正纪大论》作"皮胨"。

右间太阳，故天气扰而其政挠。下见少阳，左间阳明，右间太阴，故地气正而其令速。风生高远，炎热从之，云趋雨府，湿化乃行。风火同德，上应岁星荧惑。其谷苍丹，间谷言大者，以间气之大者言其谷_{太官太商等所生谷出}①，其耗文角品羽。风燥火热，胜复更作，蛰虫来见，流水不冰，热病行于下，风病行于上，风燥胜复形于中_{出《六元正纪大论》}，雨化风化胜复同，邪气化度也。风化三，寒化一，火化七，正化度也_{出《六元正纪大论》}。风化木为司天，苦化火为在泉，玄化_水为司运，柔化_土，清化_金，为间气灼化君火为居气_{灼化不曰"间气"而曰"居气"，盖尊君火无所不居，不当间之也。出《至真要大论》}。其在物也，毛虫静，羽虫育，是为岁物所宜。介虫耗，寒毒不生，是为地气所制_{出《五常政大论》}。

然岁气天化虚，地化盈，宜资化源_{年前大寒十二月迎而取之}，以助天气之木，化源虽虚，水运在中，水乃生木，邪乃微也。必赞其运，水无使邪胜。以辛凉调上，以咸寒调下，畏火之气无妄犯之_{出《六元正纪大论》}。

岁半之前，厥阴主之。若风淫所胜，则太虚埃昏，云物以扰，寒生春气，流水不冰_{木化}。民病胃脘当心而痛，上支两胁，膈咽不通，饮胗②。在足冲阳脉绝，死不治。其法平以辛凉，佐以苦甘，以甘缓之，以酸泻之_{出《至真要}

---

① 出：原字模糊，据石竹山房本补。
② 饮胗：《素问·至真要大论》作"饱食不下"。

大论》。

岁半之后，少阳主之，若火淫于内，则焰明郊野，寒热更至，民病注泄，面赤，少腹痛，溺赤，甚则血便。其法治以咸冷，佐以苦辛，以酸收之，以苦发之出《至真要大论》。

岁运之化，水不及纪曰涸流，是谓反阳，藏令不举，化气乃昌，长气宣布，蛰虫①不藏，土润，水泉减，草木条茂，荣秀满盛。其气滞，其用渗泄，其动坚止，其发燥稿②，其主埃郁昏翳③，其病痿厥坚下出《五常政大论》。其化兼所不胜，四维有满④润埃云之化，则不时有和风生发之应；四维发埃昏骤注之变，则不时有飘荡振拉之复。其眚⑤北，其藏肾，其病内舍腰脊骨髓，外在溪谷踹脉⑥。皆以苦和调中。厥阴少阳之政，上下无克罪之异，治化惟一，故不再言。同风热者，多寒化；异风热者，少寒化出《气交变大论》。

初之气，自庚辰年大寒日巳初，至是岁春分日卯初，六十日有奇。主位少角木，客气阳明金，中见水运，金胜木，水运间之，寒始肃，杀气方至。民病寒于右之下 出

---

① 蛰虫：原作"热虫"，据《素问·五常政大论》改。

② 稿：《素问·五常政大论》作"槁"，义胜。

③ 埃郁昏翳：形容尘土飞扬，遮天蔽日，视物不清。

④ 满：《素问·五常政大论》作"满"。

⑤ 眚（shēng 生）：灾异。

⑥ 脉：《素问·气交变大论》作"膝"。

《六元正纪大论》。宜治阳明之客，以酸补之，以辛泻之，以苦泄之。岁谷宜苍木，间谷命其大也，以间气之大者言其谷也，宜黍火。出《至真要大论》。

二之气，自春分日卯正，至小满日正①，六十日有奇。主位太徵火，客气太阳水，中见水运，气与运同，寒不去，华雪水冰，杀气施化，霜乃降，名草上焦，寒雨数至，阳复化。民病热于中。宜治太阳之客，以苦补之，以咸泻之，以苦坚之，以辛润之。岁谷宜苍，间谷宜稷土，是气也，无犯司气之寒。

三之气自小满寅初，至大暑日子初，六十日有奇。主位太徵火，客气厥阴木，中见水运，岁运之水制火而生木，故天布风乃时举。民病泣出，耳鸣，掉眩。宜治厥阴之客，以辛补之，以酸泻之，以甘缓之。岁谷宜苍，间谷宜稻金。

四之气，自大暑日子正，至秋分日戌正，六十日有奇。主位少宫土，客气少阴火，中见水运，溽暑湿热相薄，争于左上之。民病黄瘅而为胕肿。宜治少阴之客，以咸补之，以甘泻之，以酸收之。岁谷宜丹，间谷宜豆水。

五之气②，自秋分日亥初，至小雪日酉初，六十日有奇。主位太商金，客气太阴土，中见水运，土刑运，燥湿更胜，沉阴乃布，寒气及体，风雨乃行。宜治太阴之客，

---

① 正：诸本同。此字前疑脱"丑"字。
② 气：原作"日"。据《素问·六元正纪大论》改。

以甘补之，以苦泻之，以甘缓之。岁谷宜丹，间谷宜麻木。

终之气，自小雪日酉正，至大寒日未正，六十日有奇。主位少羽水，客气少阳火，中见水运。岁运得位，而畏大①司令，阳乃大化，蛰虫出见，流水不冰，地气大发，草乃生，人乃舒。其病瘟疬。宜治少阳之客，以咸补之，以甘泻之，以咸软之。岁谷宜丹，间谷宜豆水。

此六气之化也。岁气之交，天气胜者，则有阳明之复；地气胜者，则有太阳之复，观其胜复，各以其治之。

甲戌年太乙天符②

太阳寒水司天，太阴湿土在泉，中见太宫土运。岁土太过，气化运行先天，太宫下加太阴，太过而加，同天符。又土运临戌，是谓岁会，气之平也。平土之岁，命曰备化之纪。气协天休，德流四正③，五化齐修，其气平，其性顺，其用高下，其化丰满，其政安静，其候溽蒸，其令湿，其类土，其应长夏，其谷稷，其果枣，其实肉，其虫倮，其畜牛，其物肤，其色黄，其味甘，其音宫，其数五。其在人也，其藏脾，其主口，其养肉，其病否④，此岁运所主也出《五常政大论》⑤。天地之气，上见太阳，左间

---

① 大：《素问·六元正纪大论》作"火"。
② 太乙天符：诸本同。为"同天符"之误。
③ 正：诸本同。《素问·五常政大论》作"政"。
④ 否：通"痞"。脘腹痞满。
⑤ 五常政大论：原作《五常正论》，据《素问》篇名改。下同。

厥阴，右间阳明，故天政所布，其气肃。下见太阴，左间少阳，右间少阴，故地气静而其令徐。水土合德，上应辰星镇星。其谷玄黅黄，寒临太虚，其政大举，阳气不令，泽无阳焰①则大发②待时，少阳中治，时雨乃涯，正③极雨散，还于太阴，云朝化④极，湿化乃布，泽流万物，寒敷于上，雷动于下，寒湿之气，持于气交。民病寒湿，发肌肉萎，足萎⑤不收，濡泄血溢出《六元正纪大论》。

岁半之前，天气太阳主之，太阳有本标之化，寒政大举，热气时应者，天气得中也。岁半之后，地气太阴主之，太阴之化从本，雨湿甚者，地气之应也，寒化六，湿化五，是为正化之日，倮虫育，鳞虫静，是为岁物所宜。燥毒不生，鳞虫不成，其味咸，地气热，是为地气所制。

平土之岁，本不资化源。运与地气临于戌土，气盛先资化源，以助于水。所谓抑其运化⑥，扶其不胜，无使暴过而生其疾也。食玄黅之谷以全其真，辟岁之虚邪从冲后来之风以安其正。以苦热调上，以苦温调下。运土在中，亦以苦温调之。运同寒湿化，宜燥热治之。常也《五常政大

---

① 泽无阳焰：比喻沼泽之中无蒸蒸上腾之阳气。
② 大发：《素问·六元正纪大论》作"火发"。
③ 正：《素问·六元正纪大论》作"止"。
④ 化：《素问·六元正纪大论》作"北"。
⑤ 萎：《素问·六元正纪大论》作"痿"。
⑥ 化：《素问·六元正纪大论》作"气"。

论》《六元正纪大论》相参并。

初之气，自癸酉年大寒日申初，至是年春分日午初，六十日有奇。主位太角木，客气少阳火，中见土运，少阳中治以行春令，地气迁，气乃大温，草乃早荣，民乃疠，温病乃作，身热，头痛，呕吐，肌腠疮疡。宜治少阳之客，以咸补之，以甘泻之，以咸耎之。岁谷宜玄水，间谷宜豆水，大不邪①。

二之气，自春分日午正，至小满日辰正，六十日有奇。主位少徵火，客气阳明金，中见土运，金土相和，大凉反至，民乃惨，草乃遇寒，火气遂抑。民病气郁中满，寒乃始。宜治阳明之客，以酸补之，以辛泻之，以苦泄之。岁谷宜玄，间谷宜黍火，则燥不为邪。

三之气，自小满日巳初，至大暑日卯初，六十日有奇。主位少徵火，客气太阳水，中见土运，天政布，寒气行，雨乃降。民病寒，反热中，痈疽注下，心热瞀闷，不治者死。宜治太阳之客，以苦补之，以咸泻之，以苦坚之，以辛润之。岁谷宜玄，间谷宜稷土，则寒不为邪。

四之气，自大暑日卯正，至秋分日丑正，六十日有奇。主位太宫土，客气厥阴木，中见土运，岁土得位，风气居之，风湿交争。风化为雨，乃长，乃化，乃成。民病

---

① 大不邪：诸本同。疑为"火不为邪"。

大热少气，肌肉痿，足痿，注下赤白。宜治厥阴之客，以辛补之，以酸泻之，以甘缓之。岁谷宜黅，间谷宜稻_金，则风不为邪。

五之气，自秋分寅初，至小雪日子初，六十日有奇。主位少商金，客气少阴火，中见土运，火能生土，土能生金，气位相和，阳复化，草乃长，民乃舒。宜调少阴之客，以咸补之，以甘泻之，以酸收之。岁谷宜黅，间谷宜豆_水，则热不为邪。

终之气，自小雪日子①，至大寒日戌正，六十日有奇。主位太羽水，客气太阴土，中见金运，气与运气符会，地气正湿令行，阴凝太虚，埃昏郊野，民乃惨凄，寒风以至，反者孕乃死。宜治太阴之客，以甘补之，以苦泻之，以甘缓之。岁谷宜黅，间谷宜麻_木，则湿不为邪。

是气也不可犯司气，以凉故也。岁气虽平，或有邪气则中执，民有急卒之病。经曰：中有执法者，其病速而危也。

丁卯年

阳明燥金司天，少阴君火在泉，中见少角木运。岁运不及，气化运行后天，木运临卯，是谓气会，气之平也。平气之岁，气化运行同天，命曰敷和之纪，木德周行，阳

---

① 子：石竹山房本其后有"初"字，义胜。

舒阴布，五化宜平，其气其性随，其用无①直，其化生荣，其政发散，其候温和，其令风，其类草木，其应春，其谷麻，其果李，其实核，其虫毛，其畜犬，其色苍，其味酸，其音角，其数八，其物中坚。其在人也，其藏肝，其主目，其养筋，其病里急，支②满，此岁运之化也_{出《五常政大论》}。

天地之气，上见阳明，左间太阳，右间少阳，故天气急而其政切。下见少阴，左间太阴，右间厥阴，故地气明而其令暴_{出《五运行论》③}。阳专其令，炎暑盛行，物躁④以坚，淳风乃治，风燥横运，流于气交，多阳少阴，云趋雨府，湿化乃敷，燥极而泽，清先而劲，毛虫乃死，热后而暴，介虫乃殃。金火合德，上应太白、荧惑，其谷白丹，间谷命太徵⑤者，其耗白甲品羽_{白色中虫⑥，多品羽类，有羽翼者}。蛰虫出见，流水不冰，清热之气，持于气交。民病咳，嗌塞，寒热发，暴振栗，癃闷⑦。然阳明燥金在上，少阴君火在下，火能胜金，天气虚，地气盈，天气不足，当资化源，以助金气，运木既平天气，上商与正商同，不

---

① 无：《素问·五常政大论》作"曲"。

② 支：原作"肢"，据《素问·五常政大论》改。

③ 五运行论：疑《素问·五运行大论》。

④ 躁：诸本同。《素问·六元正纪大论》作"燥"

⑤ 徵：诸本同。《素问·六元正纪大论》无。

⑥ 中虫：诸本同。疑"甲虫"之误。

⑦ 闷：《素问·六元正纪大论》作"闭"。

必资也。

岁宜食白丹之谷以安其气，食间气之谷以去其邪。以苦小温调上，以咸寒调下，以辛和调中，汗之、清之、散之。运同热气，宜多天化。少角、少徵岁同热，用方多以天清之化治之；少商、少宫、少羽岁同清，用方多以地热之化治之。火在地，故同清者多地化，金在天，故同热者多天化。

初之气，自丙寅年大寒日亥初，终于是年春分日酉初，六十日有奇。主位少角木，客气太阴土，中见木运。风湿相遇，上应司天之阳明，以行春令。地迁阴始凝，气始肃，水乃冰，寒雨化。民病中热胀，面目浮肿①，善眠，衄衊，嚏欠呕，小便黄赤，甚则淋。然是岁木运统之，又临木位，风木得位，其气和平，湿化乃微，其病亦少。宜调太阴之客，以甘补之，以苦泻之，以甘缓之。食白谷以安其气，食麻以去其邪，虽有湿化不能为邪。

二之气，自春分日酉正，至小满日未正，六十日有奇。主位太徵火，客气少阳火，中见木运。木火相得，上应阳明，阳乃布，民乃舒，物乃生荣，厉大至，民善暴死。是岁天气岁运皆平，疠疾自微。宜调少阳之客，以咸补之，以甘泻之，以咸奘之。食白谷以安其气，食豆以去其邪，虽有火化不能为邪。

---

① 浮肿：原作"浮浮肿"。据《素问·六元正纪大论》改。

三之气，自小满日申初，至大暑午初，六十日有奇。主位太徵火，客气阳明金，中见木运，天政布，凉乃行，燥热交合，燥极而泽，民病寒热。宜调阳明之客，以酸补之。以辛泻之，以苦泄之。食白谷以安其气，食黍以去其邪，虽有燥化，不能为邪。

四之气，自大暑日午正，至秋分日辰正，六十日有奇。主位少宫土，客气太阳水，中见木运，寒雨降。民病暴仆，振栗，谵妄，少气，嗌干引饮，及为心痛，痈肿，疮疡，疟寒之疾，骨痿，血便。宜调太阳之客，以苦补之，以咸泻之，以苦坚之，以辛润之。食丹谷以安其气。食稷以去其邪，虽有寒化不能为邪。

五之气，自秋分日巳初，至小雪日卯初，六十日有奇。主位太商金，客气厥阴木，中见木运，与厥阴相符，是谓司气，名曰苍化。时令至此，春令反行，草乃生荣，民气和，自无疾病。然厥阴之客，宜以辛泻之，以酸泻之，以甘缓之。岁谷宜丹，间谷宜稻，虽有风化不能为邪，是气也司气，以温用温，无犯所谓用温远温也。

终之气，自小雪日卯正，至大寒日丑正，六十日有奇。主位少羽水，客气少阴火，中见木运，水能生木，木能生火而行顺化，当阳气布化，候反温，蛰虫来见，流水不冰，民乃康平，其病温。宜调少阴之客，以咸补之，以甘泻之，以酸收之。食丹谷以安其气，食豆以去其邪，虽有热化不能为邪。

是岁重遇平气，四时之气皆德化政令之施，而无淫邪胜复之变，民乃和，物乃舒，平之至也。

论六十花甲纳音①名义

甲子、乙丑海中金，金有五，何者为海中金？盖天一生水，必先有金，而后生水，水自金生，所以始于海中金，而终于大海水也。此金要知其象，则盐也，遇火成象，遇水复化为水。故之海中金者，盐也。又按，子丑北方水旺之地，虽有丑土之制，又被天干甲乙之木所克，则土虚水旺而为海也。金为水母，子旺母必随子，故丑中有金，此金遇火成象，遇水复化水，而从子者，盐也。盐出于海，故曰海中金也。

壬申、癸酉剑锋金，金之至刚者，铁也。又临官于申，旺于酉，则金已成材，至坚至刚，得位西方申酉之地，假天干壬癸之水以磨砺之，则锋刃清明成利器也，非剑锋而和。

庚戌、辛亥钗钏金，金旺于酉，当衰于戌，而病于亥。亥属乾，乾为金，况庚辛以临其上，处刚健之时，虽曰气衰，则体健而不衰，其洁白之性益壮金处，此时乾为天、为首、为饰②。庚辛既洁而不衰，体坚而不乏，在首

---

① 纳音：古乐十二律，每律角、徵、宫、商、羽五音，合六十音，与六十甲子相配合，按木火土金水五行之序旋相为宫，称为纳音。

② 饬（chì斥）：通"饰"。钗钏为首饰类。

饰之上，非钗钏而何？

壬寅、癸卯金箔金，盖金生于巳，而绝于寅，其壬癸水亦病死于寅卯以垂绝之，母又被病子以窃其气，肌体薄矣。然壬癸子死于卯，母无所窃得，以复究于卯，不绝于寅矣。况寅为造化之炉，万物有生之地，金性至刚，入炉陶泻①成器，愈炼愈刚，金体至此，纵薄如箔，继能复完，受胎为卯也，故喻以金箔金焉。

甲午、乙未沙中金，天元甲乙属木，支神午火未土何以曰金？且以沙石为喻。盖坤土在于午未，土气充实，况聚于坤，唯能养金，缘金至午木②浴，又曰暴败，力懦气弱不能支持，须假母土以长养之，方能冠带成材。但土气太厚，能藏其金意，若混于沙石，故曰沙中金也。

庚辰、辛巳白蜡金。金绝于寅，复孕于卯，涵养于辰，形于内也。至巳长生，始形见于外，谓庚辛至辰，涵养之地，如人在腹，如物在土。至巳方生，如人出腹，如物出土，类婴孩也，虽禀坚成刚健之性，而体气尚弱，未能强实，类五金中之铅锡，言气刚而体柔。故以喻为也。

庚寅、辛卯松柏木。木临官于寅，旺于卯，东方震之正位，得时得位，可谓至旺之木矣。况天干受庚辛坚成之气，体坚性直，凌霜耐雪，坚不可蠹，冬则不凋，故以松柏为喻也。

---

① 泻：诸本同。疑"冶"之误。
② 木：诸本同。疑"未"之误。

壬午、癸未杨柳木。木死于午，墓于未，水至午未失时气弱，况木假水生金，壬癸水至午未则竭，火至午未则炎土，火气燥，其木根不深，蒂不固，体不实，性不坚，有木之形，无木之实，纵花不果，标干柔弱，故以杨柳为喻也。

庚申、辛酉石榴木。天元庚辛属金，又临辛酉正位兑宫，则金得时得位，当以金名，却以为木，何哉？盖四时之木，各以其时而旺，以时而实，然石榴受夏火之气，不荣于春，乃荣于仲夏，故花红而象火；以受庚辛金，故结实于秋，犹藏火色。若以金气至旺，木绝于申，则木当终绝于此矣。殊不知此木受火之令，七月流火则金气烁而木不可以终穷，是以不绝于申，复孕于酉。酉剑兑。兑者，悦也。万物泽悦之时，木复胎孕，养成于戌，长生于亥，故庚申、辛酉以石榴名之，言怀火令，金弱木众，虽无任用之材，则应而果实，亦木之自用，能实而复有金也，立名取义，岂苟然哉？

戊辰、己巳大林木。戊戌、己亥平地木，不肯指名，混言木者，何也？盖天干戊己土也，辰戌未丑则土维也，土生万物为母，春生夏长，秋收冬藏，土之德也，故《易》曰：动万物者，莫过于雷。卯震二月也。齐万物也，莫过于巽。辰巳三月四月也。盖戊己之土长养万物，而齐于巽不独私于一物，则万物俱齐，物齐成林木矣。

戊戌、己亥平地木。戊己之土，长养万物，春夏结实，至秋冬则当收敛，收之与敛，非母而谁当？假土之覆护，复命归根，聚土之下。戌为九月，万物凋零之时；亥为十月，万物肃杀之地，母当蔽藏，万物悉在怀抱，如在其腹，地无私藏，无一不被其藏，则戊己土如地之平，藏木其下，故以平地名之也。

壬子、癸丑桑柘木。天干壬水，癸水，子水，丑土，何以为木？殊不知子丑两月时，当盛冬兼壬癸水聚之时，若纳音不以木名，则万物当终绝于此也。所以木生在亥，暴败于子，冠带于丑，临官帝旺于寅卯，万物之生，无非水土。盖子为十一月，丑为十二月，水土凝聚之时，天寒地冻，阳气潜藏在下，阴气凝结在上，水土虽在凝寒之时，万物归根复命于此，藏土之下，萌芽于地，故就之以阳也。立春之后，阳气上升，万物甲拆而荣于上矣。原木所贵，先取有材，可以任重；后取有用，可以济人。桑柘虽受水土凝寒之气，体屈而无材，不能以任重，万物有用，农桑为首，岂不为世之有用而济人者耶？故以桑柘为喻也。

庚午、辛未路傍土者。然坤为地，居未申之间，午未则处乎坤之上，何以名路傍？盖天高西北则乾也，地缺东南则巽也，巽乃辰巳之位，坤乃未申之位，坤地重厚而连巽缺之隅，近陷之侧，如路之傍，故取此为喻也。

戊申、己酉大驿土者，盖坤在申，当泽悦万物于其酉，寝西北位向乾，天至此益高，地至此益广，况寅申、巳亥为四驿马之神土，既在坤，大不可测，广不可量，载人立物，如驿之广容人畜物地之事也，故以大驿为喻也。

丙戌、丁亥屋上土者，盖戌为九①，亥为十月。九月则万物凋零、敛藏；十月则万物复命归根，悉于土也。况土寒则肃杀万物，土暖则养成万物。火库在戌而得丙，临官于亥而得丁。土受丙丁和土之气于其中，则庇覆万物于其下矣，如人至冬不可露居，当在屋下，如土盖万物于下，故以屋为喻也。

庚子、辛丑壁上土者，土于丙戌丁亥巳，盖万物于下而喻以屋。然子为十一月，丑为十二月，天寒地冻，况资以庚辛之金，则风益冷，气益寒，万物虽得土以盖之，然四围风雨亦必假土以庇之，故用庚子、辛丑土以围之，如屋复有壁也，人得以居室周密，物得以固本深藏，故丑名壁上土也。

戊寅、己卯城头土者，土自九月、十月庇复万物于其下，十一月、十二月围护万物于其中，又包裹至寅卯之地，有如城焉，况戊己之土，置寅卯木上，非城而何？万物得土包藏，见寅正月，东风解冻，万物当甲拆。卯为二月，雷乃动声，万物皆奋土而出，物在土内，如人在城中，拥并候门，欲奋城出，故物之与人，俱候其时，次第而出，故以城为喻也。

① 九：诸本同。此字后疑脱"月"。

丙辰、丁巳沙中土者，盖土自路傍，积坤成地，为驿路，为城头，爱①覆万物。至于动雷，齐巽则长成矣。物既长成，于巽各自奋荣，土乃木母，至此气血枯燥，退居于缺之隅，虽假天干丙丁火以相生，然体终枯燥，不能复生物也。虽有土之名，诚不足以培物，如沙石焉，政②以为喻。

丙午、丁未天河水者，盖午未南方属火，为盛夏，午为离位，则真火也。况丙丁之火，加于午未之上，则阳极矣。阳极阴生，故《素问③》曰：热极生寒，寒极生热，水化为火，火化为水。又曰：地气上升为云，天气下降为雨，天地气交，物穷则变。火者，阳也；水者，阴也。阳化为阴，水自火出，非雨而何？且如盛夏天气郁蒸，而雨必作，自上而下，其雨及地，故曰天河水也。自此润下为泉源、为涧、为溪沼、大海、为长流，济舟楫，能润物以及人也。

甲申、乙酉泉中水者，自丙午、丁未火化为水，须赖土以容受。土者，坤也，而居为申，故水生于申，因土而生，此则雨出地气也。坤土既受天河之水，当润下为泉源，然后有江淮河济以流衍，泽万物于其酉，水在土下，非木凿土不能以见泉，是用天干甲乙之木，凿坤之土，始

---

① 爱：诸本同。疑"受"之误。

② 政：疑"故"之误。

③ 故素问：原作"素故问"，据《素问》改。

见泉源，所以甲申乙酉为井泉水也。

壬戌、癸亥大海水者，盖戌亥为乾，乾为天而属金，是乾为出水之源而连于坎，加之天干壬癸之水，临于其上，壬癸得位，上则生于乾，下则聚于坎，流荡无穷，源深浩浩，土不可遏，非海而何？故以大海名之。

丙子、丁丑涧下水，盖子为北坎，丑连乎艮。北坎乃水之正位，坎在艮山之奥①，为水之源，非艮止而聚之，则漂流浩荡，损物害人，非天干丙丁火以和暖之，上化为霜雪，下凝为冰冻，杀物而绝物也。故艮山之奥，习坎之水，止而聚，和而暖，所以能灌物而生物也。山奥积水曰涧，故曰涧下水也。

甲寅、乙卯大溪水，盖水聚艮山之奥，出艮之下，曰溪。以天高西北，地缺东南，艮山渐近于巽，将至缺陷之危，其水则顺流而下，水深土陷，流衍于东，可以润物而济人也。故天干甲乙临官于寅卯之位，上下俱木，为舟楫以济其流，利人济物，故以大溪名之。

壬辰、癸巳长流水，其水始自雨露，下降为天河，纳于坤地，润土之下为泉源，入乾为海，入坎为涧，出艮为溪，为长流，而纳于巽。盖巽乃百川所聚之地，始自天河，终于巽，故曰长流水也。

戊子、己丑霹雳火，子为坎为水，况属冬季。雷者，

---

① 奥（yù 郁）：通"澳"，水边深曲处。

阳也。阳者，火也。水在雷上，雷在水下，坎于是而旺。而雷当屯六阴，既穷于亥，而阳当生于子。子为十一月，丑为十二月，阳虽欲生，则阴凝结，非击触而阳不能复也，故以戊己之土，触坎之水，阴当迎刃而解。阴阳交攻，阳自阴出，则轰然有声。所以取喻于霹雳也，是知剥而复，穷则变，变则通。故丙午、丁未，火变为水；戊子、己丑，水变为火也。

丙寅、丁卯炉中火者，寅为三阳而遇丙。丙者，火也；火者，阳也。阳于是而生，日于是而升，至卯而出。寅卯属木，临官帝旺，四时之首，万物至此而甲拆，各见其象，此天地造化之炉也，故以炉为喻。

丙申、丁酉火日山下①，又曰白茆，何哉？天元丙丁真火，则太阳也。以岁言之，申酉则七月、八月，火气渐衰，暑气渐减。以日言之，至申酉之时，则水退火微，日已西矣。故火病于申，而死于酉，其火至此，则当没而无炎上之性，明不能广，气不能炎。况坤为地，日自东北，终于西南艮山之下，故以山下名之。火在东南，有巨木而发生，遇巽与离，则炎毕而成灰炉，况火至申酉则衰，木至申酉则枯槁无力以生火。其喻如草如

---

① 火日山下：诸本同。据下文"故以山下名之"，疑为"山下火"之误。

茆，纵能生火，一闬①之市，而力不足以炎上与升明矣，故又喻如茆也。

戊②、己未天上火。火属离，升明高高在上，则当照临下土，以明为德。缘戊己属土，正位乎坤，坤为地，乃下土也。其火在离，升明则照坤下土，丽光明之德，烛物之功，故曰天上火也。盖《易》以火在上，土在下，曰火地晋③；火在下，土在上，曰地火明夷④。正此谓也。

甲戌、乙亥山头火者，以火当墓绝于戌，亥为乾，乾为天，天高西北，火在高高之上，有甲乙木以生其火，如在山之头，故以此喻也。

甲辰、乙巳覆灯火。盖辰为五阳，巳为六阳，火将升明于离，天干甲乙属木，复资火以极其明，火⑤则覆照天下，小则遍烛幽隐，无往不照，喻如覆灯，能照人而烛物也。又按：以笼灯曰覆灯，灯无草则灭，草亦木也，故藉天干之木以生，又藉木为笼，为竿，则灯高明而照广矣。正如六阳升明于离而照则普也。

---

① 闬（xiàng 巷）：同"巷"，胡同。《法言·学行》："一闬之市，不胜异意；一卷之疏，不胜异说焉。"

② 戊：诸本同。此字后疑脱"午"。

③ 晋：卦名，出《易经》第三十五卦。

④ 明夷：卦名，出《易经》第三十六卦。

⑤ 火：石竹山房本作"大"，义胜。

草庐①吴先生②曰：予尝谓纳甲③之五行，犹先天之卦，纳音之五行，犹后天之卦也。且纳音始于谁乎？五行之上，曰某水、某火、某土、某金、某木者，又始于谁乎？凝④末世术家猥琐之所为也。予壮岁遇朱光父⑤家，见其所撰《甲子释义》。凡干支之属五行，及其上所加二字，皆以理论，虽甚精密，而亦不无牵强者。予曰：纳音盖以数起，得木数者木，得金数者金，得土数则水，得水数则火，得火数则土也。先生布算，算之而悉合。喜曰：当改而正之。越三十余年，出所改《释义》以示下之。五行概诸数上之二字拆，诸理愈明白而愈精密。

十二支纳音

干支首甲子，阳先阴后甲子阳乙丑阴顺轮，故阳娶阴甲子娶乙丑，同类为妻也，生子谓甲子，隔八生壬申，壬申生庚辰，三皆金，金即子，余子义同。次向戊子火，三生至木，木三生至水，水三生至土，土三生终。复自甲午，金三生至戊午火，依序转毕十二辰，各含五音。如子之一辰，甲子金，丙子水，戊子火，庚子土，壬子木是也。遍六甲共纳六十音，隔八非第八，若甲子至癸酉通十，除前位，此名纳

① 庐：原作"芦"，据上文改。
② 先生："先"字下原脱"生"字，今补。
③ 纳甲：汉代易学术语。将八卦与天干、五行、方位相配合。
④ 凝：疑"疑"之误。
⑤ 朱光父：石竹山房本作"朱光甫"。生平不详。

甲之法，运气则不急为用。

五行纳音之图

歌曰：

五行举一为例，干支阳夫甲子阴妻乙丑。

甲子能娶乙丑，隔八三生金兮。

假如子之一辰，其中而含五音。

甲金丙水戊火，庚土壬木相临。

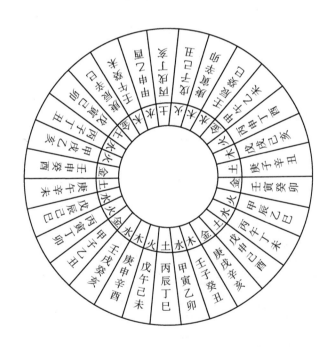

运气加临汗瘲手经指掌之图

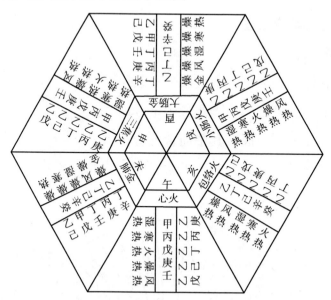

运气加临汗瘲足经指掌之图

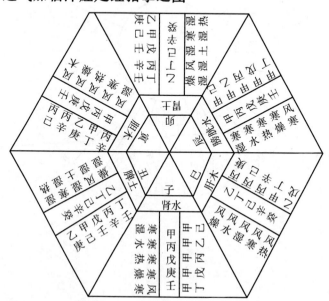

机按：汗瘲、棺墓法不见于经，图解最鄙浅，不类仲

景文字，必后世如高阳生《脉诀》托王叔和之类，今不取。姑释之以备客问。

诗曰：

金见丁辛火乙丁，丙己木水乙己并当作甲乙。

戊壬土水火丙己当作甲丙，水木元来号甲丁。

土水甲己从来道，金土丁壬汗似蒸。

木土丙辛之日愈，火金乙己汗如倾。

水金甲戊宜当汗，木火乙戊不差争。

土火乙庚疾必减，金木安康在丙庚。

金燥水寒中土湿，木风火热气和清。

此是加临安愈诀，莫与迷人取次轻。

日干用运，支用脏腑所属，假五行生数定汗瘥之期。如金土主丁壬，自甲至丁数四，戊至壬数五，汗瘥不先则后，余仿此验。惟九日者土数无成不及癸耳。

假如甲子日得病，甲运属土，而子属肾水，便念诗曰：土水甲己从来道。盖十干以甲为首而数一。然一乃水之生数，故甲日当汗瘥。除甲，自乙数至己，得土之五数，故至己日亦当汗瘥。又如乙酉日得病，乙属金，而酉属大肠金，便念诗曰：金见丁辛火乙丁。盖从甲数起正得金之四数，除丁，又从戊数起至辛，亦得金之四数，故丁辛皆金之生数，是以当汗瘥也。余仿此例。

运气加临棺墓手经指掌之图

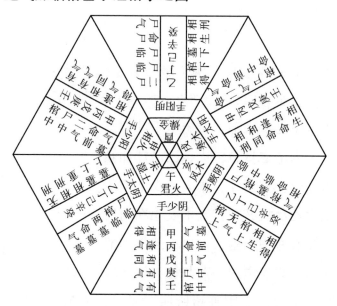

运气加临棺墓足经指掌之图

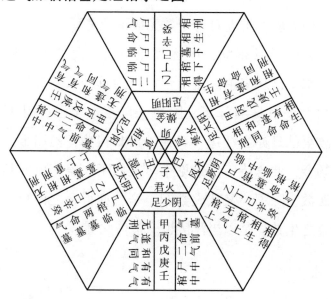

跋

　　石山先生《运气易览》书，既无程马穿泥①之谬，又不遗夫岐黄垂教之旨，乃医中第一义也。铈以残喘沐公生死肉骨②之息③，因求卒业门下，悉睹其所著《素问钞》《脉诀刊误》《外科理例》《针灸问答》《素问补注》《本草会编》《痘疹理辩》《石山医案》，皆已梓行于世矣。最后出《运气易览》示铈，铈读而请曰：是独可以弗刻乎？先生曰：运气者，卢扁④弗稽，淳华⑤弗议，吾所以不敢轻以传信也。铈曰：前贤言运气明识得本，又言不通五运六气，遍检方书何济？丹溪之治瘟疫，亦言当推运气以胜之。然则彼皆非邪？先生曰：嘻！是或一道也。微⑥子言是书几不振矣。铈遂受而刻之，谨跋数语，使人知传书之不易焉尔。

嘉靖癸巳菊月门生仁庵程铈廷彝顿首书

---

①　穿泥：穿凿拘泥。
②　生死肉骨：意为使死人复生，使白骨长肉，形容恩情极深。
③　息：石竹山房本，作"恩"，义胜。
④　卢扁：指扁鹊，战国时名医，因家住卢国，人称"卢扁"。
⑤　淳华：淳，指淳于意，西汉初名医。华，指华佗，东汉末医学家。
⑥　微：无，非。《诗·邶风·柏舟》："微我无酒，以敖以游。"

校注后记

一、《运气易览》作者、成书情况简介

《运气易览》是《汪石山医书八种》丛书之一，明代汪机编辑。汪机，字省之，号石山居士（1463—1540），世称汪石山，新安祁门（今安徽省祁门县）人。出身于儒医世家，其父汪渭、叔伯汪宦皆名医。其"幼习举子业，寄名邑庠①，后弃儒业医，越二十年，得以医道名世"（《医学原理·自序》）。自称一生"心存仁术，主好儒书，颠已垂白，手不停披。平居不敢干名而犯义，交际不敢口是而心违。事求免于流俗，礼求合于先儒"。此乃其一生行医处世的思想基础，充分反映了其思想主流是以儒家思想为主导的。

汪机精《内经》《本草》《伤寒》《脉经》、运气学说及临床各科，如针灸、按摩、推拿、外科等。他不仅是一位著名的临床家，且是一位著作颇丰的著述家，如《汪石山医书八种》《读素问抄》《伤寒选录》《医读》《医学原理》《外科理例》《石山医案》等。

明代中期，虽运气学说盛行，然汪机认为，真能解运气之真谛者甚少，"世医罕有能解其意者焉"。他强调：

---

① 邑庠（yìxiáng 一祥）：明清时称县学为邑庠。

"虽然运气一书，古人启其端倪而已，圆机之士，岂可徒泥其法，而不求其法外之遗耶?"当时不少医家热衷于《伤寒钤法》之说，妄谓某生人于某日，病于某经，用某药，某日当汗瘥，某日当危殆。汪机指出，此乃"悖乱经旨，愚惑医流，莫此为甚"。鉴于此，其决定"搜辑纂为此编，名曰《运气易览》"，为有益于初学者掌握运气，"务须随机达变，因时识宜，庶①得古人未发之旨，而能尽其不言之妙也。"书中"论以明其理，图以揭其要，歌括以便于记诵"，由其门生陈桷校正，程铦订梓，成书于明嘉靖七年（1528），由祁门朴墅汪氏祠堂初刻于明嘉靖癸十二年（1533）。

二、《运气易览》版本情况简介

通过查阅《中国医籍考》《中国中医古籍总目》《中国医籍大辞典》等图书目录，以及相关的图书馆实地版本调研，现确定《运气易览》的版本主要有以下2种。

1. 明嘉靖七年岁次戊子成书，嘉靖癸巳新安祁门朴墅汪氏祠堂刻本（1533）。三卷本。本次校注以此本为底本。

上海中医药大学图书馆藏本。日本龙谷大学藏本。《续修四库金书》中的《运气易览》为此刻本的影印本。

此刻本字迹模糊，错字、异体字、脱字、衍文较多，目录为三卷，但目录与正文卷数不一，正文在三卷后又有

---

① 庶：或许。

一"运气易览卷"。正文篇章标题与目录标题不一致，或正文篇章与目录顺序不一致，或正文在目录中脱漏，等等。

2. 1921 年上海石竹山房二酉书庄石印本发行。四卷本。本次校注以此本为主校本。

上海中医药大学图书馆、泸州市图书馆、苏州中医医院图书馆藏本

此刻本楷体，字迹清晰娟秀，但错字较明代本增多，且有诸多虚框表明其所据底本字迹难辨。此刻本将原明代本中的最后一卷——"运气易览卷"直接改为"运气易览卷四"，故成四卷本。

在此必须指出的是，据《中国中医古籍总目》所载：泸州市图书馆、苏州中医医院图书馆馆藏有"清光绪石印本"。本课题组前往此二处实地调研，从书籍特征、纸张、版本、印刷、出错之处等多方面鉴定，均提示所谓"清光绪石印本"与上海中医药大学图书馆馆藏本"上海石竹山房、二酉书庄石印本发行"为同一版本，只是上述二馆的馆藏本均无版本牌记，可能被误认为"清代光绪石印本"，而上海中医药大学图书馆馆藏本有清晰的牌记，明确此版本是上海石竹山房二酉书庄石印本（1921）。

三、《运气易览》对于《内经》运气学说研究的贡献

自王冰补《素问》七篇大论，运气学说就成为《内经》学术内容之一，其阐述天体运行与气候变化的规律，

并以此推演出各种气候环境下发生的常见病、多发病。《素问·六节藏象论》曰："不知年之所加，气之盛衰，虚实之所起，不可以为工矣！"将通晓运气变化对人体健康的影响及与疾病的关系作为医家掌握的基础知识之一。《运气易览》乃明代运气名著之一，今对其在运气研究与普及方面作一评价。

（一）以简明易懂的方式普及运气知识

运气学说不仅概念繁杂，推演方法繁多，还要求研究者具有天文学、气象学、物候学、中医学等方面的知识，故令众多医家心向往之而力有不逮。如何使之成为一门简便易懂的理论，在临诊时能得心应手，这就对运气学说提出了一个简明化的需求，而汪机编辑的《运气易览》，恰好顺应了这种需求。

为了有益于初学者掌握运气学说，书中"论以明其理，图以揭其要，歌括以便于记诵"。对于《内经》运气学说的名词概念进行阐释，反复举例论证，还绘有多幅图表，将《内经》中运气推算、演绎的方法，用图表的方式展示，又以歌诀的形式对概念点明要点，对推算、演绎的方法进行概括。

（二）旗帜鲜明地反对"徒泥运气之法"

汪机生活于明代中期，虽然运气学说盛行，但据其分析，"世医罕有能解其意者焉"。而程德斋、马宗素合撰《伤寒钤法》，其谬说已甚嚣尘上，尤其是"妄谓某生人于某日，病于某经，用某药，某日当汗瘥，某日当危殆"，令医家临诊掐着指头算运气，全然不顾即时之气化、物候、患者之具体病情。汪机鲜明地表达反对形而上学、胶柱鼓瑟般的学习运气学说，主张临诊要结合具体的天时、物候、气候变化，随机达变，因时识宜，方能"求其法外之遗"。无疑，这种观点对于当时热衷于刻板地推算运气者犹如醍醐灌顶。

为使医家了解程德斋之流是如何"悖乱经旨，愚惑医流"，其在卷三中特载"运气加临汗瘥手经指掌之图、足经指掌之图"；"运气加临棺墓手经指掌之图、足经指掌之图"，将其中的荒谬直接展示出来。汪氏首先在"论九宫分野"篇声明："所以备载之者，使学者得以广其见闻，不致为其所惑。"在"论正化度邪化度"时，又指出："按此定局似不甚切于用，今录之于此，盖亦运风中事灵者固所当知，或有问者，不至于懵然无觉也。"字里行间可见汪氏为避免读者误入歧途的拳拳用心。

（三）善于精炼前人运气理论之精华

汪机在《序》中曰："予今搜辑纂为此编，名曰《运气易览》"，可见，此书中所载，非其自身所创制，乃搜辑编纂前人各部有关运气之名著，通过精炼、浓缩、去其杂芜、取其精华，再以简明清晰的方式展现给读者。此书既有唐代王冰所补《黄帝内经素问》七篇大论中关于运气的名词概念阐述，又有王冰所撰《玄珠密语》《天元玉册》

中有关运气与阴阳五行、脏腑病机、治则治法、运气与易理等内容，还有宋代刘温舒《素问入式运气论奥》的论述和运气图表。有关五运六气的疾病诊治，所载方剂和加减方法，则源于宋代陈无择《三因极一病证方论》中"五运时气民病证治""六气时行民病证治"。

总之，本书囊括明代中期之前的运气学说研究概貌，主要精华已尽藏其中，其在运气研究史上具有承前启后的影响。

（四）灵活应用运气理论于临床

虽然运气为临床治疗疾病所用，然在古今医案中，能应用者并不多见，而应用之灵动者更少。汪氏在书中载入医案，因其应用运气而疗效神奇，使人过目不忘。

如"人旅寓北方，夏秋久雨，天行咳嗽，头痛，用益元散，姜葱汤调服。"汪氏分析：因南人旅居北方，本已水土难服，加之五运为甲己土运，乃湿气大行之时，又逢时见夏秋久雨之际，湿令痰壅肺气上窍，故症虽见天行咳嗽，头痛，但其不用宣肺祛痰、清热化痰等咳嗽之常规治法，乃因肺为水之上源，以益元散"泄膀胱下窍"，病在上者治其下，使水湿之邪从小便而去，水湿一除，则肺气宣发肃降之机即可恢复，因此，用此方"应手效，日发数十斤"。足见应用之奇，受益者之众，疗效之佳。

再如，应用五瘟丹治疗春温的体会。"戊年楚地春温，人不相吊，予以五瘟丹投泉水，率童子分给，日起数百人。"春温包括了流行性脑脊髓膜炎、病毒性脑炎、重症流感等急性流行性传染病。汪氏当时以五瘟丹治疗春温，能日起数百人，可见当年此病流行性、传染性之酷烈程度。汪氏介绍此方的加减应用，需要根据运气来拟定，"乙庚年黄芩为君，丁壬山栀为君，丙辛黄柏为君，戊癸黄连为君，甲己甘草梢为君。为君者多一倍也。余四味与香附、紫苏为臣者，减半也。"并载有具体的制作和服用方法，"七味生用，为末用大黄三倍，煎浓汤去渣，熬膏和丸，如鸡子大，朱砂、雄黄等分为衣，贴金箔，每用一丸，取泉水浸七碗，可服七人。"

综上所述，此书全面、简要、图文并茂地展示了《内经》五运六气概念、推演方法、变化规律，以及证治方剂。此书一出，对于澄清当时社会上关于运气的各种模糊认识，指导医生灵活、正确运用运气理论于临床均具有积极意义。

总 书 目

I

本　草